刘氏气色形态罐诊罐疗

刘剑锋　刘　谦　著

中国医药科技出版社

内 容 提 要

　　拔罐疗法是中医学的一个重要组成部分，而具有独特的中西医诊断与治疗优势的刘氏气色形态罐诊罐疗法，则是拔罐疗法中的一朵奇葩。本书分为基础知识篇与临床应用篇。基础知识篇分别从气色形态罐诊罐疗法的发展简史、基本知识、诊疗基础、机制、基本操作方法、注意事项与禁忌、特点与优势以及应用原则等方面进行了详细论述；临床应用则具体论述了气色形态罐诊罐疗法在临床常见病、多发病以及日常保健与美容中的应用。

　　本书适用于医疗、保健领域的工作人员、医学院校师生以及广大中医保健爱好者阅读。

图书在版编目（CIP）数据

　　刘氏气色形态罐诊罐疗/刘剑锋，刘谦著 . —北京：中国医药科技出版社，2012. 7
　　ISBN 978 - 7 - 5067 - 4709 - 7

　　Ⅰ . ①刘… 　 Ⅱ . ①刘…②刘… 　 Ⅲ . ①拔罐疗法 - 教材 　 Ⅳ . ①R244. 3

　　中国版本图书馆 CIP 数据核字（2010）第 126235 号

美术编辑 　陈君杞
版式设计 　郭小平
出版 　中国医药科技出版社
地址 　北京市海淀区文慧园北路甲 22 号
邮编 　100082
电话 　发行：010 - 62227427 　邮购：010 - 62236938
网址 　www. cmstp. com
规格 　787 × 1092mm 1/16
印张 　12 1/2
字数 　203 千字
版次 　2012 年 7 月第 1 版
印次 　2012 年 7 月第 1 次印刷
印刷 　三河市腾飞印务有限公司
经销 　全国各地新华书店
书号 　ISBN 978 - 7 - 5067 - 4709 - 7
定价 　**29. 00 元**

本社图书如存在印装质量问题请与本社联系调换

作者简介

刘剑锋，医学博士，主任医师，中国中医科学院研究员。1988 年首创气色形态手诊法，1991 年发表其研究专著：《观手知病——气色形态手诊法精要》；1992 年首次明确提出手诊概念及分类，并发表研究专著《手诊》。1991 年至 1995 年与《健康》杂志社开展全国手诊函授，参加人数 6000 多人。1997 年出版集大成的《观手知病——气色形态手诊法自修教程》。2001 年被《中华人民共和国中医年鉴·20 世纪珍藏版》列为百名中医人物第五位。2002 年，发起、成立了首个国家级手诊手疗专业委员会，经卫生部、民政部批准，并任主任委员至今。2009 年主持国家中医药管理局首批（11 个）中医养生保健技术标准的制定工作，并在 2010 年 12 月向国内外发布，气色形态手诊被发布为国家行业标准。

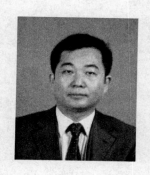

兼任世界中医药学会联合会中医特色诊疗研究专业委员会常务副会长兼秘书长，中国老年保健医学研究会中医保健技术分会主任委员，国家自然科学基金同行评议专家等职。

长期致力于传统民间中医药及中医传统特色诊疗技术的文献、临床、实验、标准化等研究与技术转化工作，主张重视传统中医及民间中医的实践，力主用现代科学技术研究中医。是手诊、中医特色诊疗、中医养生保健技术标准化、传统民间中医药研究等领域的国内外公认的领军人物。主持国家级、局级、院级课题 11 项，出版专著 15 部，发表论文 37 篇。

相关学术问题探讨清登录：世界中医药学会联合会中医特色诊疗研究专业委员会 www.tszl.org 网站或：www.ljfh.com

电邮：wftszl2007@163.com 或致电：010 - 63365401   63365495

前　言
——关于中医的一点思考

中医学是具有深厚人文知识底蕴的医学科学。她与西医学是从不同层次和视角去认识人体生理、病理的变化，用不同的理念和方法去解决健康问题。中医学重视天人合一、整体观念、辨证论治等基础理论。她认为人与自然应该和谐共生，人体的生理功能一般能适应自然界的变化；人是一个有机整体，以脏腑为中心，以经络连通皮肉筋骨，四肢百骸；而在疾病诊治中采用四诊合参的方法，从病因、病位及病程等方面审证求因，据此辨识证候，进而采用因人、因时、因地制宜的具体理法方药治之。

集中体现中医理论特点的是疾病观。中医认识疾病是将疾病做为人体整体的病变来看，全身的病变可以显现在某一局部，局部的病变可以影响全身；外部的病变可以由表入里影响到脏腑功能，而脏腑功能紊乱也可具有外部病理表现；情志失调可以引起脏腑功能改变，而脏腑病变也可引起情志逆乱。因此中医学在诊察疾病时辨证求因，也即治病求本之意。

适应中医疾病观的中医诊法尤具特色，望、闻、问、切四诊合参，形、色、态、神全面诊察，以探究患者整体变化和疾病的全貌。而具体应用的诊法又有舌诊、脉诊、手诊、耳诊、腹诊、背诊、罐诊等。

本书内容是笔者类似"气色形态手诊"的另一个研究领域，而笔者发明、发现的该手诊方法已经被发布为国家行业标准，并且已经传播到世界20多个国家和地区。按照内容笔者将其称之为："气色形态罐诊罐疗"，为了不像手诊那样经常被人假冒，只好加上"刘氏"的帽子，可能更好些！

中医学是中华民族在生产和生活实践中，在与大自然的接触中，以人体本身为"实验"对象积累起来的维护健康、防治疾病的医学体系，"神农尝百草，日遇七十毒"，因此，实践经验在中医学中具有极其重要的意义。

继承、创新、发展中医学主要依靠三个方面：历代保留下来的中医古籍，近现代名老中医的经验，民间通过师承、家传、自学等传承下来的传统医药。前两者，对于历代古籍，政府已经有计划的在组织挖掘、整理、利用，近现代名老中医的经验继承工作也已经进行得有声有色，民间（包括民族）传统医药的整理研究工作，相对来说还比较薄弱，再加上受现代西方文化、法律等的冲击，许多行之有效的民间传统医药已经濒临灭绝的境地。

纵观中医的发展历史，中医学的发展是在民间实践经验的基础上，由有文化、有思想的人加工、整理，逐步形成、发展而来，即所谓：实践、认识、再实践、再认识！

因此，民间中医的临床实践经验是我们开展科研工作重要、鲜活的原始资料，在临床小样本基本有效的基础上，开展相应的古籍、文献的相关研究，进而开展随机、双盲、对照、多中心、大样本的临床研究，并进一步开展相关机制的实验研究，以及标准化等现代研究，为临床提供良好的技术和方法，提高中医的临床疗效，更好的为人类健康服务，是具有极大意义的事情。

将开展"中医研究"即研究中医自身规律，与"研究中医"即用现代科学技术和方法去研究中医，两者有机的结合起来；将民间中医鲜活的实践与相关古籍文献结合起来；以临床实践为基础，以服务临床为方向开展研究工作，具有一定的研究特色，是笔者个人对开展中医研究工作的一点经验，也是现代中医科研工作应该遵循的原则。

在民间传统医学鲜活实践的基础上，发挥中医古籍文献资源的优势，开展临床研究、实验研究、标准化等的现代研究工作，为临床提供安全有效的方法，是中医科研的基本方向。

本书内容是与"气色形态手诊"类似的另一个研究领域，其特点是：通过特制的罐具吸拔处的皮肤表面"气色形态"的变化，可以进行中医辨证，同时进行西医诊断！为解决"用中医方法不能够进行西医诊断"的中医面临的最大的临床和法律难题提供一种有效的解决办法！同时手诊手疗与罐诊罐疗前后呼应，对于普通民众的自我保健会有一定作用。

本书内容在学习、研究民间实践经验的基础上，通过在临床中实践—认识—再实践—再认识而总结出的个人经验，旨在抛砖引玉，其诊疗效果期待在大家的重复实践中验证、修正、发展、提高！

世界卫生组织认为：传统医学被人们认可，在于临床效果的肯定；而其中的关键在于研究方法的科学性和合理性！应该是人类对传统医学的一般评价标准！

希望更多的学院派的中医及科技界其他学术领域的同仁，团结民间疗效确切的传统中医，对中医传统诊疗技术开展文献、临床、实验、标准化等研究工作，发展中医、创新中医，让中医的优良方法为更多的人服务，进而为人类健康服务，这是一件功德无量的事情！

刘剑锋　刘　谦

2012 年仲春写于北京华天大厦 1008 室

C目录
ontents

上篇　基础知识

下篇　临床应用

上篇 基础知识

S E C T I O N

第一章　罐诊罐疗发展简史

历史是一面镜子，可以使人聪明和睿智！

学习和研究历史是一件枯燥但又很有价值的事情！

第一节　拔罐诊断发展简史

拔罐诊断的历史，中医文献未见明确记载。对于拔罐后的表现用于中医辨证内容较多，用于西医诊病则是近十几年的事情，但一直只是在民间流传，没有文献记载，也没有正式出版物。且各家论述和认识差异较大。中医源于民间，希望我的拙著，能够抛砖引玉，大家都来将自己的经验公开来，系统的挖掘、研究、应用、提高，让中医传统诊疗技术能够发挥其简、便、廉、验的优势，更好地为更多人服务。

第二节　拔罐疗法发展简史

一、先秦时期

拔罐疗法，古代称之为角法。主要是由于受时代条件的限制，医家主要应用动物的角，如牛角、羊角等为原材料来制作吸拔工具。

火的发明也起到了一定作用。石器时代是最早的人类文化发展阶段，包括旧石器时代、中石器时代、新石器时代三个阶段。旧石器时代的人们主要是制造简单的工具以做打猎和采集的用途，以中国周口店发现的北京人为例，据考证，他们使用石器和木棍来猎取野兽，并懂得采集果子来充饥。他们主要居住于山洞中，考古工作者从其洞穴中发现木炭、灰烬、烧石、烧骨等痕迹，显示当时的人们已掌握了使用火的技术，并会砍取树木燃烧，而火的使用是拔罐法产生的必不可少的一个基本条件。

拔罐疗法的起源经考证与仰韶文化时期有密切关系，仰韶文化是目前所知黄河流域新石器时代的一种文化，仰韶文化的年代约是公元前五千年到公元前三千年，相当于新石器时代晚期，主要分布于黄河中游一带，包括陕西的关中、山西南部和河南大部。那时，人类不再只依赖大自然提供食物，因此其食物来源变得更稳定。

同时农业与畜牧的经营也使人类由逐水草而居变为定居，节省下更多的时间和精力。在这样的基础上，人类物质生活水平得到了更进一步的改善，逐渐开始关注文化事业的发展，于是人类文明开始出现。随着生活水平的提高，人们也开始关注自身的健康，古代最原始的针刺疗法所使用的工具"砭石"也出现于这一时期。

因仰韶文化时期畜牧业比较发达，广泛饲养牛羊等有角动物，在长期的生活实践中，人们除了将牛羊等动物拿来食用以满足基本的生存需求外，还逐渐发现动物的角除了可以磨制成各种饰品和工具外，也可以在火中燃烧将角中的空气排出后，吸拔在皮肤上，从而将疮疡中的脓血吸出以治疗疾病。因为古人是采用动物的角作为治疗工具，用燃烧的方法使罐内产生负压，刺破痈肿后以角吸除脓血的，所以拔罐疗法古称"角法"或"火腿法"，其主要用途就是用于外科治疗疮疡时的吸血排脓。但此时的角法还停留在原始的萌芽状态，在文字出现后，角法才和其他的人类文明一样能够系统的记载并流传下来，成为一种独立的治疗方法，应用于临床实践和研究当中。

在一九七三年湖南长沙马王堆汉墓出土的帛书《五十二病方》中，就已经有关于角法治病的记述："牡痔居窍旁，大者如枣，小者如核者，方以小角角之，如孰（熟）二斗米顷而张角，系以小绳，剖以刀…"。其中"以小角角之"，即指用小兽角吸拔。

据中医现有的古籍文献来看，《五十二病方》是我国现存最古的医书，大约成书于春秋战国时期，这就表明我国医家至少在公元前6世纪～公元前2世纪，已经采用类似拔罐的负压原理来治疗疾病。只是由于时代的限制，在材质上不同而已。正如针灸针，我们现在使用不锈钢针一样。

到了春秋战国、秦汉时期，诞生了我国医学史上现存的第一部巨著《黄帝内经》，《黄帝内经》在整个中医学的发展历史进程中起着重要的作用。该书中阐述的理论，一直指导着中医理论和临床实践。《内经》中云："风寒与百病之始生也，必先客于皮毛，邪中之则腠理开，开则入于络脉，络脉满则注于经脉，经脉满则入客于脏腑。善治者，治皮毛，次筋脉，次六腑，次五脏。治五脏者，半死半生也。"其中虽未直接论及拔罐疗法，但其"风寒与百病之始生也，必先客于皮毛"和"善治者，治皮毛"的观点与拔罐疗法治疗疾病的原理却又不谋而合，即外治疗法和内病外治的原理。而"菀陈则除之者，出恶血也"则是刺络拔罐法逐瘀化滞、解闭通络的理论基础。

这些论述从侧面肯定了角法这种治疗方法的优势，对后世的拔罐疗法的进一步发展也有积极的推动和指导作用。

二、晋隋唐时期

发展到魏晋南北朝时期，角法在临床中的使用已经比较常见了。

东晋著名医家葛洪在其《肘后备急方》中有：制成罐状的兽角拔出脓血，治疗疮疡脓肿的记载。在其所撰的《肘后备急方》中，提到了用角法治疗痈肿，所用的角为牛角。另外书中还言到："葛氏云凡狗春月自多猘，治之方：凡猘犬咬人，先嘬去恶血，乃须灸疮中十壮，明日以去，日灸一壮，满百日乃止。姚云，忌酒。"这是最早的有记载的用角法治疗外伤的病例。鉴于当时此法盛行，应用不当易造成事故。所以葛洪还特别告诫要慎重地选择适应证候，书中强调："痈疽、瘤、石痈、结筋、瘰疬皆不可就针角，针角者，少有不及祸者也"（《肘后备急方·卷中》）。这显然是有道理的，即使以今天的目光来看，书中所列的多数疾病，也确实不是拔罐的适应证。

其后在南北朝时期的医书《姚氏方》中记载："若发肿至坚而有根者，名曰石痈，当上灸百壮，石子当碎出，不出者，可益壮。痈疽、瘤、石痈、结筋、瘰疬皆不可就针角，针角者，少有不及祸者也"的记载。这两本书中提到的不仅是角法的适应证，而且还进一步提出了角法的禁忌证。另外角发展到这一时期已不再是单一使用以治疗疾病，而出现了"针角"这种治疗方法。

关于书中提到的针角疗法的禁忌证，在医家巢元方的著作《诸病源候论》中对其病因及症状都有详细论述："痈者，由六腑不和所生也。六腑主表，气行经络而浮。若喜怒不测，饮食不节，阴阳不调，则六腑不和。荣卫虚者，腠理则开。寒客于经络之间，累络为寒所折，则荣卫短留于脉。荣者，血也；卫者，气也。荣血得寒，则涩而不行。卫气从之，与寒相搏，亦壅遏不通。气者，阳孔。阳气蕴积，则生于热。寒热不散，故聚积成痈。腑气浮行，主表，故痈浮浅，皮薄以泽。""疽者，五脏不调所生也。五脏主里，气行经络而沉。若喜怒不测，饮食不节，阴阳不和，则五脏不调。荣卫虚者，腠理则开。寒客经络之间，经络为寒所折，则荣卫稽留于脉。荣者，血也，卫者，气也。荣血得寒，则涩而不行。卫气从之，与寒相搏，亦壅遏不通。气者，阳也。阳气蕴积，则生于热。寒热不散，故积聚成疽。脏气沉行，主里，故疽肿深厚，其上皮强如牛领之皮。""石痈者，亦是寒气客于肌肉，折于气血，结聚所成。其肿结确实，至牢有根，核皮相亲，不甚热，微痛，热时自歇。此寒多热少，如石，故谓之石痈也，久久热气乘之，乃有脓"，"凡筋中于风热则弛纵，中于风冷则挛急。十二经之筋皆起于手足指，而络于身也。体虚者，风冷之气中之。冷气停积，故结聚，谓之结筋也。""瘰疬瘘者，因强力入水，坐湿地，或新沐浴，汗入头中，流在颈上之所生也。始发之时，在其颈项，恒有脓，使人寒热，其跟在肾。"

纵观以上论述，不管各种疾病其临床表现如何，后期转归演变怎样，究其基本病因都为寒气阴邪所致，病程一般较长，非一时而成。关于此处"针角"到底是何种治疗方法，该段未详细论述，但从南北朝时期医家陶弘景所撰之《补缺肘后百一方》中可以对此得到补充。其在治疗足肿病时指出："若数日不止，便以甘刀破足第四第五指间脉处，并踝下骨解，泄其恶血，血皆作赤色，去一斗五升。亦无苦。若在余处亦破之。而角咂去恶血都毕，敷此大黄膏，勿令得风水，乃令服白头公酒。其经易治且如此，若良久不瘥，更看大方。"在古代，"破"是"砭"的同义词，而砭石便是古代最早的针刺工具，从而不难了解，所谓的针角，是先在疾病病变处施以针刺，然后再给予角的一种综合性排脓措施。而数字的"足肿"指的是"足忽得肿病，腓胫暴大如吹，头痛寒热筋急，不即治之，至老不愈。而且检查其病处，有赤脉血络"，这一点从日本医家丹波康赖撰于公元982年的《医心方》中可以得到验证，此书辑录整理了我国多种古医书，被认为是"窥视隋唐医学的绝世宝书"，是研究唐代以前医学文献的重要著作。书中也将葛洪和陶弘景所撰之方法收录在内，因此关于"针角"之具体内容就比较明确了。根据书中的描述，此病起病急，病情发展迅速，就病性而言，当属阳证。由此可见当时针角疗法的临床适应证，原是治疗软组织化脓性疾患的，是阳性的疾病。而对于软组织的非化脓性疾患，如肿瘤、淋巴结核、血管疾患等均列为针角的禁忌证，虽然痈证也可能会出现化脓的情况，但其根本的病因还是寒气客于皮肤所致，而后期才有热气乘之从而出现化脓的情况。所以针角疗法的禁忌证从根本上来说应当是病性属阴的病证。而且书中还特别指出：如对这一类疾病不加选择地盲目运用针角治疗，非但起不到预期的治疗效果，反而会加重疾病的发展，使其恶化。这一时期的针角疗法较之初期的角法无论是在理论上还是在实践上都有了进一步的发展，已经可以看作是一种综合疗法了，虽然研究还并不是很深入，但毕竟已经从一种单一使用的治疗方法跨越到与其他治疗方法联合应用，一种方法与其他各种不同方法的融会贯通，互补应用也是保持其旺盛的生命力，并且能够长盛不衰，经久发展下去并逐渐完善的一个很重要的客观因素。

针角疗法的出现为现代刺血拔罐法和针刺拔罐法奠定了基础，可以看作是现代针罐法和刺络拔罐法的雏形。尽管角法的运用范围、适应疾病仍比较局限，主要是用于外科吸拔脓血，所使用的器具也仍是兽角制成的，但相较于初期来说对其在使用范围上的合理性以及对疾病针对性上有了很大的提高。这都是历经成百上千年，综合了无数医家的毕生心血才总结出的成果。角法经过数百年发展到此阶段，医书中除了记载用角法治疗疾病外，还描述了角法的禁忌证，这些都是需要非常多的临床经验的总结积累才能得出结论，足以说明角法在当时已经比较广泛的应用于临床当中，是一种治疗疾病的常用疗法，被世人所熟知。

类似的关于针角法禁忌证的描述在后世医家的著作中也能看到，如唐代医家孙思邈所著之《备急千金要方》卷第 22 疗肿痈疽中也有"凡痈疽、瘤、石痈、结筋、瘰疬，皆不可就针角。针角者，少有不及祸也。"这一说法与《姚氏方》中的相关记载完全吻合，进一步说明了《姚氏方》中关于针角疗法的禁忌证的论述确有其道理，因为后世医家经过临床验证也得出了同样的结果。这些论述也指导医生在临床使用角法的时候必须分清证候的阴阳虚实，合理使用角法以治疗疾病，避免使用不当治病不成反害人。

东晋时刘涓子撰，南齐龚庆宣编次的《刘涓子鬼遗方》为我国现存最早的外科学专著，书中在治痈疽神仙遗论中提到："痈疽发背，初起五七日，赤热气盛，肉溃脓成为虚，毒气攻灌满皮肤，其脓溢，寒在内不出，及用诸般药贴取脓无滴，当用水银角出脓毒，然后别用药饵。其床上席当卧处，并照依病人肿处大小，割去一片，四围以毡褥排定，令病人仰卧，当患处安于床席孔上，密用衣铺衬，不令透缝，床下掘地孔一枚，大小相等，可深五寸许，筑实令紧密，取水银十斤以上，倾入地坑内，四围以胶泥固定，不得言语，卧一时辰，其脓已角出水银坑内。"其中记载的"水银角"法没有使用当时盛行的兽角来吸毒排脓，而是用一种很特殊的方法，即在床上开一与患者痈疽大小相同的洞，将患处安置于此孔上，然后再在床下的地面挖一个大小与上述床洞大小的坑，在其中灌入水银，坑的四围用胶泥固定，使水银坑与患处之间没有缝隙，让患者仰卧其上约两小时，脓毒自然吸出。这种方法利用了水银拔毒的功效，因为水银角内并不是负压，所以患者要仰卧，因此治疗的都是发于脊背的痈疽，这样才能让脓毒顺着重力完全排出体外。此种特殊的角法由于使用起来比较烦琐，而且水银本身有大毒，后世也已较少应用于临床。

除了角法的禁忌证得到了理论上和实践中的验证外，到了隋唐时期，由于中国的经济水平发展到前所未有的高度，尤其是唐朝，可以说是中国古代的一个鼎盛时期，经济繁荣，对外贸易相当发达，人民生活安定富足，良好的社会环境非常有利于医学、文学等人文学科的繁荣发展。拔罐法在这一时期也不例外的得到了很大的发展。很突出的一点就是拔罐的工具有了突破性的改进，已经开始用经过削制加工的竹罐来代替兽角。因为竹罐取材广泛，而且价廉易得，大大有助于这一疗法的普及和推广。同时，竹罐质地轻巧，吸拔力强，也在一定程度上，提高了治疗的效果。不仅罐具的取材、制作方法有了历史性的改进，而且在吸拔方式上也变得更为多样化。

像隋唐时期医家甄权、甄立言所著之《古今录验方》中则首次记载了使用竹罐治疗蛇蝎伤。这不仅是在拔罐器具上的一次创新，也是对角法在适应证方面的一次扩大。书中言到："又甄立言以此蝎毒阴蛇，即非蜂、蜈蚣之辈，自有小小可忍者，有经一日一夜不可忍者，京师偏饶此虫，遍用诸药涂敷不能应时有效，逐依角法。以意用竹依作小角，留一节长三、四寸，孔径四、五分。若指上，可取细竹作之。才令搭得蛰处，指用大角，角之气漏不嘬，故角不厌大，大即嘬急瘥。速作四五枚，铛内熟煮，取以角蛰处，冷即换。初被螫，先以针刺蛰处出血，然后角之，热畏伤肉，以冷水暂浸角口二、三分，以角之，此神验。不可以口嘬，毒入腹杀人。轨公云灸即瘥。以热角嘬之，无火灸也。"在书中提到用家角法治疗虫蛇咬伤之前，多是应用药物外敷和砭石来治疗此病，有的病情较轻的毒虫咬伤，像蜜蜂、蜈蚣等毒性不是很剧烈的虫子咬伤，使用药物外敷，稍微忍耐一两日就可痊愈，而蛇蝎咬伤不比蜜蜂、蜈蚣之类，毒性比较剧烈，虽经使用药物外敷，但是也久久不能痊愈，而单用砭石切开排毒，毒血也很难完全排尽，给病人带来相当大的痛苦，而甄立言经过其长期的临床实践和长期探索，发现角法对此症见效神速，而且放弃了传统的兽角，因兽角取材不易，而且制作工艺也较复杂，其大少和长短也不易随症调适，转而采用随处可见的竹子作为制作罐具的原材料，其取材相对容易，制作起来也较方便，大小长短的调整可以选择不同直径的竹子来磨制，像蛇蝎咬伤之部位经常位于四肢末端，该处肌肉比较浅薄，兽角制成的罐因为直径过大往往不能吸拔住，而竹罐就可选择细竹制作成合适的大小，数量上也可多做几枚，用水煮后，排出罐内空气，迅速置于患处，罐冷后即马上换用新罐，直至吸拔干净。书中还特别言到，初被蛰伤时，可先用针刺使伤口出血，顺便也可令伤口扩大，利于毒血排出，这样在施以角法时便可使蛇蝎之毒在短时间内吸拔干净，以免蛇蝎毒深入五脏六腑，造成严重后果。这也是针刺角法联合应用治疗疾病的一个例子。在使用此法治疗蛇蝎咬伤时，甄立言还特别指出因为怕罐太热伤到肌肉，所以在将竹罐放置在伤口处之前，先将竹罐口稍浸入冷水中以使罐口冷却，以免烫伤，不过进水时间不宜太长，只需使罐口不烫伤人即可，以免排出的空气又再进入罐中，造成吸拔不紧，影响治疗效果。有医家认为灸法也可治疗此病，但使用角法，就无需使用灸法，即可使疾病痊愈。且此法简便易行，尤其是蛇蝎咬伤经常发生在荒郊野外，身边如无合适的治疗工具，无法施以其他疗法，但竹罐就地取材即可制作，不失为一种很好的应急措施，且疗效确切，起效也很快。以竹罐代替兽角是角法在历史发展过程中的一个里程碑，直至现在，国内还有不少人在使用药煮竹罐的方法用于临床治疗。

2009年，笔者以世界中医药学会联合会中医特色诊疗专业委员会为推荐单位推荐的"王氏脊柱疗法"被北京市批准为传统医学非物质文化遗产保护项目，现在已经成为国家级非物质文化遗产保护项目。其主要内容即是以家传中药方剂煮竹罐吸拔后背华佗夹脊为主的方法。实践证明，效果良好

由以上记载可以看出，唐代已经开始使用竹罐，比兽角在使用和制备上要进步很多。在中国中医科学院中国医史博物馆保存有汉代的陶瓷罐，以此推测，汉唐时期，罐的种类和材质已经多样化！

唐代是中国历史上经济文化的鼎盛时期，在拔罐上面也有所表现。除以上著作外，唐"太医署"中专设"角法"一专业（3年），具体分为四科：医科、针科、按摩科、咒禁科，而其中的医科中又分：体疗（内科，7年）、少儿（儿科，5年）、疮肿（外科，5年）、耳目口齿（五官科，4年）、角法（罐法，3年）五科。从而可以看出，罐疗方法不但受到与针灸、按摩等方法同等对待，而且被纳入了医学教育范畴，且需要3年的时间学习。

由此可见，当时政府已经对角法高度重视，已使成为一门独立的学科。

三、宋金元时期

到了宋金元时代，则竹罐已完全代替了兽角。拔罐疗法的名称，亦由"吸筒法"替代了"角法"。在操作上，则进一步由单纯用水煮的煮拔筒法发展为药筒法。亦即先将竹罐在按一定处方配制的药物中煮过备用，需要时，再将此罐置于沸水中煮后，乘热拔在穴位上，以发挥吸拔和药物外治的双重作用。

到了宋代，角法的发展除了竹罐的使用越来越广泛，另外主要是医书中出现了"水角"和"水银角"的记载，这是在《刘涓子鬼遗方》之后又再次有记载这类特殊角法的朝代。

"水角"使用的是水，而"水银角"使用的水银。这两种角法是使病人的患处卧在事先已经挖好并放入水或水银的坑上，然后，再加以角的方法，这样便可角出脓血，并使流入角器内。

关于角法的禁忌证也不是绝对的，需要具体情况具体分析。如在宋·唐慎微编著之《类证本草》中就有记载："治发背，头未成疮及诸热肿痛，以水煮竹筒角之"的记载，指出对于疮痈初起，可以用水罐法代替一般角法以治疗之，这是对《太平圣惠方》中关于角法论述的一个补充，也是对角法适应证的扩充。宋代的《苏沈良方》中则有关于"火角法"的记载，"治久嗽，冷痰咳嗽及多年瘆嗽服药无效者。雄黄（通明不夹石者）一两、雌黄（不夹石者）半两、二味同研极细末，蜡二两。

上，先熔蜡令汁，下药末，搅匀候凝，刮下，用纸三、五段，每段阔五寸，长一尺，熔药蜡涂其一面令厚，以竹筒卷成筒子，令有药在里，干令相着，即拔去筒。临卧，熨斗内盛火燃筒子一头，令有烟及就筒子，长引气吸取烟，陈米饮送下，又吸，每三吸为一节，当大咳，咯出冷涎，即以衣覆卧，良久汗出，若病三五年者，二三节即瘥。十年以上，瘦甚，咳声不绝，胸中常有冷痰，服药寒温俱不效者，日一为之，不过五、七日良愈。"这段论述是关于使用拔罐疗法治疗内科疾病的记载，利用火角之温热和吸拔作用，使寒邪外出以治疗寒邪客肺之久咳不愈。唐宋年间角法的发展经历了一个比较繁荣昌盛的时期，不仅很多医家在著作中论述了罐具的制作、角法的使用，对角法的加载也不再是局限于一些简单的医案，逐渐上升到理论的高度对角法进行总结和论述。而且政府对角法这一治疗方法也十分重视，除了唐代的"太医署"专设一角法科，宋代的官修方书《太平圣惠方》对角法也有比较详细的论述。

尽管元代的历史只有短短的几十年，但是中医学的发展却并未停滞不前，拔罐疗法也不例外。《瑞做堂经验方》中就有关于吸筒法的论述，本书是一部很有特色的中医验方集。书中记载的"竹筒吸毒法"乃为"吸筒，以慈竹为之，削去青。五倍子多用、白矾少用些子，又药和筒煮了收起，用时，在沸汤煮令热，以节箍筒，乘热安于患处"。这是拔罐发展史上第一次采用中药煎汤来煮竹筒，用来拔罐，由此可见，此水罐法不单单是以水煮罐，还在水中加入了五倍子、白矾之类拔毒生肌敛疮的药物，比起单纯的用沸水煮筒法来说，其不仅具有角法的吸拔作用还融入了药物疗法的作用，这是对拔罐法的一次创新，对拔罐法的治疗作用也是一次扩展，使其在吸拔出脓血的同时使中药的药力借热渗透入伤口中，另外还可有助于脓毒排出后伤口的恢复，因而很好的提高了临床疗效。由本书中的记载来看此"竹筒吸毒"法与现代药罐法已经非常接近，可以看作是现代药罐法的雏形。

宋代另一部医书《苏沈良方》记载了用火筒法治疗久咳的方法，表明罐疗的适应证已经扩大到内科疾病。

四、明清代时期

至明代拔罐法已经成为中医外科中重要的外治法之一。当时一些主要外科著作几乎都记载有此法，主要用于吸拔脓血，治疗痈肿。在吸拔方法上，较前代又有所改进。用得较多的是将竹罐直接在多味中药煎熬后的汁液中，煮沸直接吸拔，所以，竹罐又被称之为药筒。

大医家陈实功的《外科正宗》一书中对此法的论述就已很详尽，其中在痈疽治法总论第二章中就有"半月之后浓亦少，须将药筒对顶拔提；有脓血之胶粘，必腐肉之易脱"的记载，"如疮至半月后，仍不腐溃，不作脓者，毒必内陷，急用钺针当疮顶点开三孔，如品字样，随疮之深浅，一寸两寸皆可入之，入针不痛，再深入不妨，随将药筒预先煮热，对孔窍合之，良久候温取下。如脓血交粘，脓则黄而带鲜，血则红而微紫，此为活疮，气血内运，腐肉易脱，用药可全。如拔出淤血紫黑，色败气秽，稀水无脓者，此为气血内败死疮，所谓气败血衰，神仙叹哉！此等之疮难久，候其人必在月终亡"。指出对阳气不足，疮痛久不成脓，毒欲内陷之病证，须急用刺血拔罐法，引脓血外出，以防邪毒内陷，深入体内损伤五脏六腑。书中不仅对此病证的治疗提出了相应的方法，而且对疾病的转归和愈后做出了明确的判断，如果吸拔出的是脓血混杂，脓色鲜黄，而血色红中带紫之物，则表示此人正气未虚，气血流行尚畅通，为活疮，此时用药治疗效果较好；如果药筒吸拔出的是颜色紫黑之淤血，而且气味难闻，还没有脓时，则表示此人正气已虚，气血衰败，为死疮，必在月终亡。不过古人所说之"死疮"，"候其人必在月终亡"只是说明此时疾病病情较严重，不易治疗，并不一定就会死亡。这些记载是一家在临床治疗中积累的长期实践经验的总结，以供后世医家参考研究。相比之以前的医书中只是简单的描述什么病用什么方法治疗来说，本书在对拔罐法进行记载时，就更为详细且具体，说明此时拔罐法已经是一种比较成熟的治疗方法了。另外书中还有一专门的"煮拔筒方"用于煮筒法，谓之"煮拔筒方羌紫苏，生甘蕲艾石菖蒲，须葱白芷兼独活，筒拔疮脓寿命符"，"治发背已成将溃时，脓毒不得外发，必致内攻，乃生烦躁，重如负石，非此法拔提，毒气难出也。羌活、独活、紫苏、蕲艾、鲜菖蒲、甘草、白芷各五钱、连须葱二两，预用口径一寸二三分新鲜嫩竹一段，长七寸，一头留节，用刀剥去外青，留内白一半，约厚一分许，靠节钻一小孔，以杉木条塞紧，将前药放入筒内，筒口用葱塞之，将筒横放锅内，以物压，勿得浮起。用清水十大碗涂筒，煮数滚，约内药浓熟为度，候用。再用钺针于疮顶上一寸内品字放开三孔，将药筒连汤用大瓷钵盛贮，至病者榻前，将筒药倒出，急用筒口乘热对疮合上，以手捺紧，其筒自然吸住，约待片时，药筒已温，拔去塞孔木条，其筒自脱。将器倒出筒中物色，看其何样，如有脓血相粘鲜明红黄之色一二杯许，乃是活疮，治必终愈。如拔出物色纯是败血，气秽紫黑稀水而无脓不相粘者，此气血内败，肌肉不活，必是死疮，强治亦无功矣。此法家传，屡经有验。如阳疮易溃易脓之证，不必用此以伤气血，惟阴疮十五日前后，坚硬不溃不脓者用之。此法有回天之效，医家不可缺也。"，书中所言之"发背"是指有头疽生于脊背者。因脏腑俞穴皆在背部，脏腑气血不调，或火毒内邪，或阴虚火盛，凝滞经脉，使气血闭塞不通而发病。

此煮拔筒方是在前世《瑞竹堂经验方》的基础上，借鉴了其利用药物来煮竹筒以加强在吸拔脓血时治疗效果的思路，并且对煮竹筒的药方进行了深入研究，结合病证的特点提出了配伍更为精当的煮拔筒方。另外书中除了在治疗原则方面对拔罐法进行了论述外，书中卷之二痈疽治验中还有应用拔罐法治疗疾病的个案记载，"一男子年五十余，背心生疽十三日矣。汤水全然不入，坚硬背如负石，烦闷不语。请示之，疮势虽重，皮色亦紫，喜其根脚明白，毒尚结聚于此，未经入内，故可治之。须行拔法，使毒气外发，不致内攻为要。随煮药筒提拔二次，去其恶血数碗。又脉实便秘，以内疏黄连汤及猪胆汤导法，使内外毒气皆得通泄，随夜睡卧得宁，背重失其大半"。书中用具体的个案治疗来说明应证书中的总的治疗原则，使读者在了解了一个总体的概述以后，又对煮药筒法治疗疾病有了进一步的更为直观的认识。除此以外，明代刘渊然所著之《济急仙方》也有竹筒吸毒法的记载。

另一本对拔罐法论述较多的是申斗垣的《外科启玄》，他在书中把拔罐称为"吸法"、"煮竹筒法"，临床上治疗中也多用于疮疡的吸毒拔脓。书中记载"明疮脓宜吸法论：疮脓已溃已破。因脓塞阻之不通。富贵骄奢及女体不便。皆不能挤其脓。故阻而肿煅。如此当用竹筒吸法。自吸去其脓。乃泄其毒也。亦有用口吮其脓。令不痛而毒自安。此疮医之仁矣。古云。医家有割股之心。罕矣哉"。这段文字先从总体上说明了如果体生疮疽，应该何时使用竹筒吸拔脓血，当痈疽已经破溃时，疮脓本应自然流出，但是由于其排出之路径堵塞而致脓出不畅，而且有部分患者由于养尊处优不耐疼痛或是女病人，用手直接挤脓多有不便二人且疼痛剧烈，此时就应当及时用竹筒将其吸出，以免因脓无出路造成患处红肿炎甚至坏死。其后书中有详细的记载了具体操作方法："吸脓法：古之良医有好生之德。用口吮脓。不令至痛。用此苦竹筒子五七箇。长一寸，一头留节，削去青皮，令如纸薄。随着疮疡大小。用之。药煮热竹筒一节。安在疮口内。血胀水满了。竹筒子自然落下。再将别节热竹箇子仍前按上。如此五七节吸过。便用膏药贴之。如脓多未尽。再煮一二遍竹筒更换吸。脓尽为度"。其中记载的竹筒制作法与其他各医书中所记载的方法基本相同，采用的也是中药煎汤竹筒法，另外，"煮竹筒法"方用"白及、白蔹、艾叶、牙茶、甘草、苍术、厚朴、草乌、白蒺藜、乌柏皮，各等分咀片。用水三五碗。同竹筒子一齐煮十数沸。则取竹筒子用，如痈疽大，脓多，亦多煮竹筒子，亦不必拘数，此活法也。"，此煮竹筒方相比于《外科正宗》的煮筒方所用药物味数更丰富，作用更为全面。就在同一时期，朝鲜医家许浚的《东医宝鉴》中也记载有竹筒吸毒法，书中言到："治痈疽疔疮肿毒及诸般恶疮，吸出脓血恶水，甚佳"。综观历代文献，煮竹筒法治疗疮疡发展至明代已经是一种比较成熟的方法了，既可以在疮痈初起的时候使用，也可以在疮痈已成将溃却未溃时或是痈疽已经破溃脓出不畅时使用，根据不同的情况采用水煮或是中药煎煮以达到排脓消肿的治疗目的。

除了在治疗外科疾病方面，拔罐法的应用日趋成熟完善外，明代宫廷御医方贤编著的《奇效良方》一书中，还记载了使用拔罐法用来急救的例子，"治溺水死，以酒坛一个，纸钱一把，烧放坛中，急以坛口覆溺水人脐上，冷则再烧纸钱，放于坛内，覆脐去水即活"。书中拔罐急救治疗溺水，选取的部位是肚脐，中医认为脐中为任脉要穴"神厥穴"所在，脐部位于人体的正中，又为冲脉循行之处，为经脉之中枢，经气之江海，脐可通过经气沟通上下内外，诸经百脉、五脏六腑。也就是说人的肚脐内联全身经脉和脏腑，而溺水后患者出现昏迷不省人事，面色苍白，四肢冰凉，甚至是呼吸暂停等症状，可以看作是中医证型中的厥证，其病因病机乃是肺主气，司呼吸，溺水后水通过呼吸道进入肺中，影响肺的正常生理功能，造成气机突然逆乱，气血运行失常，阴阳离决，清阳不升，不能布达于四末所致，正如《景岳全书·厥逆》所说："厥者尽也，逆者乱也，即气血败乱之谓也"。治疗以醒神回厥为主要原则，在脐部施以拔罐法，通过温热的刺激，起到温通阳气，回阳救逆的作用，还可通过"覆脐去水"排出影响人体气机的外邪，调整气机运行，使其恢复正常，达到急救的目的。书中记载的火罐的点火方法也很有特点，是将纸点燃后放入坛中，排出空气，现代拔罐使用的投火法就是从此演变而来。而且在使用的是陶制的酒坛，虽然有可能是因为急救的情况下就地取材为之，但是却为后世医家采用陶制罐具治疗疾病拓宽了思路。

至此，拔罐法虽然在罐具，吸拔方法等方面有了长足的改进和提高，罐具由兽角发展为竹罐，而且竹罐的使用已经占有主要的地位，而且还出现了用酒坛作为罐具，这可以说是后世陶罐的雏形。吸拔方法上除火罐外，煮竹筒法的使用也相当常见，占有很重要的地位，而且还和针刺疗法结合起来运用，但在临床应用方面仍以疮疡外科疾病为主，在内科疾病的治疗方面拔罐疗法仍然较少有人使用。这方面是后世医家在对拔罐法进行发展改良时重点研究的领域。

至清代，拔罐法获得了更大的发展。首先是拔罐工具的又一次革新。竹罐尽管价廉易得，但吸力较差，且久置干燥后，易产生燥裂漏气。为补此不足，清代出现了陶土烧制成的陶罐，并正式提出了沿用至今的"火罐"一词。对此，清代名医赵学敏在其《本草纲目拾遗》一书叙述颇详："火罐：江右及闽中皆有之，系窑户烧售，小如人大指，腹大两头微狭，使促口以受火气，凡患一切风寒，皆用此罐。"表明陶罐已作为商品买卖，广为流行了。

到了清代，拔罐法能得到医家重视，进而得到长足发展，与历代医家提倡"非到必要不宜服药"、"不宜乱服药"的观点密切相关，像孙思邈在《千金方》中提到："消渴三忌，便不服药亦可"；而窦汉卿在《疮疡经验》中也载有"痘疹诸症，以不服药为上"；另外劳守慎在《济众录》中论及瘟疫时也说："瘟疫不拘于诊，古方多部验，弗药无妨"。明代赵献可，清代景冬崖在他们的著作中都认为："夫咳嗽、吐衄未必成瘵也，服四物，知柏之类不已，则成矣"。这些叙述都印证了上述观点。

拔罐法发展到清代不仅在吸拔方法上有了进一步拓展，而且在治疗疾病的种类方面也不再局限于外科疾病的疮疡吸拔排脓。

内科疾病使用拔罐法治疗的例子也逐渐增多。吴谦等编著之《医宗金鉴·外科心法要诀》中专门记载有先用针刺，继用中药（羌活、白芷、蕲艾）煮罐后拔之的针药筒疗法。还总结出了便于记忆和学习的"药筒拔法歌"："痈疽阴证半月间，不发不溃硬而坚，重如负石毒脓郁，致生仿照拔为先，铍针放孔品字样，脓鲜为顺紫黑难"。用歌赋的形式简明扼要地记载下了痈疽药筒拔法的使用。指出"痈疽属于阴证的，到了十五日左右，疮毒还不见起发，脓在深部不能外溃，患处坚硬、沉重，脓毒正在向内腐蚀好肉，以致出现烦躁时，可用药筒拔引法为先，使毒脓向外排出。方法是：先用铍针（或刀）在疮顶部约一寸大小的范围内，作"品"字形刺划三个切口，根据疮肿的深度刺入深约半寸至一寸，选取预先经过药汁煮熟的竹筒，乘热覆于疮口上，以拔引出脓血，脓血的颜色以红或黄色鲜明的为顺证，容易治疗；如为紫黑色，属逆证，比较难治"。另外书中还记载了一个煮竹筒方，谓之"药水煮筒有奇能，令疮脓出不受疼，菖苏羌独艾芷草，整葱竹筒水煮浓"，方重所用之煮竹筒的药物与《外科正宗》一书中所载之方相同，但使用方法却有异，乃用"水十碗，熬数滚听用。次用鲜嫩竹一段，长七寸，径口一寸半，一头留节，刮去青皮，厚约分许，靠节钻一小孔，以杉木条塞之，放前药水内，煮数十滚，将药水锅置患者床前，取筒倾去药水，乘热急合疮顶针孔上，按紧自然吸住。待片刻药筒已温，拔去杉木塞子，其筒易落，外用膏药盖贴，勿令受风。脓血不尽，次日再煮，仍按旧孔再拔，治阴疮挤脓不受疼之良法也，勿忽之。如阳疮，则不必用此法，恐伤气血，慎之"。药筒拔法是采用一定的药物，与竹筒若干同煎，乘热急合疮上，以吸取脓液毒水的方法。它是借着药筒具有宣通气血，拔毒泄热的作用，从而达到脓毒自出，毒尽疮愈的目的。同时还可减少因挤压所致的痛苦，防止因脓毒不得外出，而引起毒反内攻之弊。此法一般适用于有头疽坚硬散漫不收，脓毒不得外出者，或毒蛇咬伤，肿势迅速扩散，毒水不出者以及反复发作的流火等症。此处针药筒疗法使用时的注意事项与明代《外科正宗》记载的也基本相同，即阳证慎用，免伤气血；痈疽阴证，十五日前后，坚硬不溃不脓者用之。

由此可见，角法发展至清代，拔罐疗法的吸拔方法已不再局限于单独使用各种罐具吸毒排脓，综合疗法在临床中的使用也已比较常见。另外，在《医宗金鉴·刺灸心法要诀》中还提到一种治疗疯狗咬伤的特殊拔罐之法，即在咬伤处，"急用大嘴砂酒壶一个，内盛于热酒，烫极热，倒去酒后以酒壶嘴向咬伤处，如拔火罐样，吸尽恶血为度，击破自落"。这种特殊的拔罐方法实质上比较类似于水罐法，利用极热的酒放于酒壶中，排出壶内的空气，是壶内形成负压，然后将其吸拔于患处，排尽伤口的毒血。而其所使用的器具是砂制的酒壶，从材质上来说有别于以前拔罐法所使用的兽角和竹罐，反倒和后来更为常用的陶制罐具比较接近，为陶罐在临床上的推广应用也有积极作用。

清朝医家吴师机以毕生精力对以膏药为主的外治疗法进行研究和实践，撰写成《理瀹骈文》一书，此书对中医外治法的总结和发展做出了重大贡献，他不仅将外治法用于痈疽疔肿、风湿痹痛、跌打损伤等外科疾患的治疗，还广泛地用于内、外、妇、儿、五官等各种疾患的治疗，因此，他的著作被后人称作"外治之宗"。书中除膏药外，还列举了数十种外治法，其中当然也包括了拔罐疗法。在书中可以看到治疗风邪头痛、破伤风和黄疸等内科疾病使用拔罐法治疗的记载。书中既有理论又有实践，其内病外治的理论则是"外治者，气血流通即是补"。这也是拔罐法治疗疾病的机制之一。像外感风寒之邪，侵袭太阳经脉，而寒性收引，造成局部经脉经气运行不畅，引起项背拘急不舒的症状，采用拔罐法引邪外出，使经气之运行恢复正常，则疾病自除。而刺络拔罐法治疗疾病就是利用此法排出局部淤血，使气血流通以达到治疗目的。这些都验证了外治法，气血流通即是补的道理。另书中还记载有"五脏之系咸在于背，脏腑十二俞皆在背，其穴可并入邪，故脏腑病皆可治背，前与后募俞亦相应，故心腹之病皆可治背，言背与心腹不必言也。他如留饮令背冷，伏饮令背痛，乃饮之由胸膈而深藏于背者。背为胸之腑也，未至于背则治胸，既至于背，倘必令还反胸膈，始得趋胃趋肠而顺下，岂不费手？治背极妙"。这段文字主要说明五脏所属的器官都在于背，脏腑十二俞穴也都在背部，这些穴位都能引邪入内，所以脏腑病证都可以治背。前身胸腹部的十二募穴与后背的十二俞穴也是相应相配的，所以心腹之病都可以同时治背。当然，既提到治背，则仍须治心腹是不言而喻的。其他，如留饮引起背冷的症状，伏饮引起背痛的症状，这些都是由于痰饮由胸膈而深藏于背所引起的。背是胸之腑，如果病邪还没有到达背，那么就治胸，如果已经到达背，倘若一定要让它重新回到胸膈，方才让它通过胃、肠而出，岂不多费手脚？因此可知，治背是最好的办法。上述理论表明了在外治法中选取人体背部作为施治部位是极其重要的一种方法，而拔罐法所取的吸拔部位中背部也是主要的一个治疗部位，尤其是在内科疾病的治疗中，拔罐法主要都是在背部选用相应的背俞穴进行治疗，这与书中的"治背极妙"的叙述也极其吻合。《理瀹骈文》除了在理论上对外治法进行了系统详细的论述外，书中还记载了许多具体治疗疾病的方法，其中关于拔罐法的论述也有不少，说明了拔罐法除了历代医家记载的较多的用来治疗外科疾病，还可以用来治疗很多的内科疾病，具体的治疗方法在书中也有介绍，"头痛有用酱姜贴太阳，烧艾一炷法。有用川芎、枳壳和艾，火酒喷，晒干，加麝为条，烧嗅法。或用干蚓粪、乳香、麝卷筒烧吸烟法。此即火治也。"，这段论述了头痛使用拔罐法治疗的方法，而且所使用的器具并非一般的竹筒或陶罐，而是用药物卷制成筒施以治疗。"黄疸取黄法：先用瓜蒂散搐鼻，再用湿面为饼穿孔放脐上，以黄蜡卷纸为筒长六寸，插孔内，以煤头（按指一种用细草纸卷成的引火物，杭人称为煤头）点燃，至根剪断另换，取尽黄水为度，效。亦治水肿。"虽然明朝时期拔罐法仍是以治疗外科疾病为主，但是到了清朝，用拔罐法来治疗内科疾病的记载就已经越来越多了。书中记载的黄疸，就可分为阳黄和阴黄，阳黄色亮、口渴、身热、尿赤，属湿热，而阴黄色黯、体重、背寒、肢冷、自汗，属寒湿。根据病因之不同，细分下来又可分为谷疸，伤食所致，酒疸，伤酒所致，还有黄疸阳黄的时候，宜渗利中佐以甘温，勿纯寒，导致再伤脾而成鼓胀。书中的拔罐取黄法方法比较特别，先在脐上放置以湿面饼，中间穿一个孔，用黄蜡卷纸成筒，插入面饼的孔中，面饼可以起固定纸筒的作用，使其专作用于脐上，然后再用一种用细草纸卷成的引火物（煤头），放入筒中点燃后用火排出筒内的空气，使筒中形成负压，吸出体内的湿热，如果引火物烧完后，再换一根继续吸拔，直至将黄水吸尽为度。另外还有"破伤风，川椒面裹煨，俟热透，刺孔覆疮上，使椒气射人，或身出冷汗，或疮中出水愈。内因用此法覆脐取汗，并治腹痛。又破伤，烧酒热瓶拔黑水"，此处的破伤风书中记载"外因溃疡、跌损、狗咬、贯风有之，名破伤风"，乃是由外伤后风毒之邪侵袭引起的痉病。治疗时将川椒和面混匀后在火上煨热，热透后，在面饼上刺一孔，形成一个中空的筒状，然后将其放置在伤口感染后形成脓疮上，使川椒的温中散寒，杀虫止痛的功效随热气通过伤口进入体内，可令全身出冷汗，引邪随汗出，而且由于孔中的负压，可通过创口吸拔出体内的坏血，使风毒之邪随之外出而令病愈。而且这种方法如果是用在脐部的时候，还可温中散寒以治疗腹痛。治疗破伤风时，除了可用川椒面裹煨成的特殊罐具外，普通的空瓶倒入热烧酒烫热瓶身后，将酒倒出排出空气，吸拔于创口上，利用负压引毒血外出。而用"如风寒用热烧酒空瓶覆脐上，吸取汗。亦吸瘰疬、破伤淤血。"，如果是外感风寒而导致的疾病，都可用空瓶放入烧酒烫热瓶身排出空气后吸拔于脐部，取汗以疏散风寒。而瘰疬破伤风淤血也可使用此拔罐法，前世医家多认为瘰疬属阴证，不宜使用拔罐法，但吴师机却认为瘰疬也可用拔罐法，不过书中并未记载具体的治疗方法，因而无法考证。

《理瀹骈文》一书中记载了的很多拔罐治疗的疾病都是选取脐部作为施术部位，但主要是以内科疾病为主，尤其外感风寒之邪或是内有湿热而致的各种病症都可通过拔罐法引邪外出，而且罐的温热作用还可透过脐部进入体内起到温中散寒、通经活络的作用。之所以在脐部拔罐能调节人体机能，治疗疾病，主要是因为脐与人体经脉、五脏六腑有着密切的生理、病理联系，后世在此基础形成了一门独立的治疗方法，即"脐疗法"，脐部拔罐法便是其中一个重要组成部分。除了《理瀹骈文》外，清代医家邹存淦所著之《外治寿世方》一书中也载有拔罐法治疗黄疸，用天南星叶捣烂，放茶杯内，平口扣在脐上，汗巾缚住，愈一昼夜解下，腹上自起一大泡，用银针从下面刺破，渐渐流出黄水，水尽自愈。这种方法既未使用火燃烧，也未使用水煮以排出空气，而是直接将药物盛放于罐内，再将其置于施术部位，利用药物的化学作用治疗疾病，此处使用天南星，就是利用其燥湿化痰的作用以排出体内的湿邪。后世以此法为基础，再加以改进，就成了现代临床上使用的贮药罐法，此法既有药物的化学作用，又有拔罐的机械作用，使用的药物多是一些对局部刺激性较强的药物，如生姜片、辣椒液、风湿酒等。

而众多医书中，对拔罐法有较为详细且系统的论述的，应首推赵学敏的《本草纲目拾遗》，书中对火罐的出处、形状、适应证、操作方法和优点等均作了详细的介绍。此时在临床中竹罐的使用也日趋减少，而且当时已出现售于市面的陶罐，拔罐法治疗的病症相比于前世来生也有了很大的扩展，范围相当广泛，内科疾病使用拔罐法已经很常见了。其中包括了风寒头痛、眩晕、风痹、腹痛等病症。其在书中专列了《火罐气》一节，明确说明了："火罐：江右及闽中皆有之。系窑户烧售，小如人大指，腹大，两头微狭。使促口以受火气，凡患一切风寒，皆用此罐。以小纸烧见焰，投入罐中，即将罐合于患处。或头痛则合在太阳脑户或巅顶，腹痛合在脐上。罐得火气合于肉，即牢不可脱，须待其自落，患者但觉有一股暖气从毛孔透入，少倾，火力尽自落，肉上红晕，罐中有水气出。"其中对火罐的形状，火罐的应用范围，火罐的出处，火罐的大小，火罐的适应证，火罐的使用方法等，都有比较明确的记载，在书中还指出火罐可治风寒、头痛及风痹、眩晕等症：拔罐可"治风寒头痛及眩晕、风痹、腹痛等症"，可使"风寒尽出，不必服药"。另外书中比较有参考价值的一点就是记载了在使用拔罐法时患者的感觉，患者的感觉是医者在施术过程中随时治疗调整手法以达到最佳疗效的一个很重要的条件。《本草纲目拾遗》是第一部对于拔罐疗法有了比较详细、完整论述的医学著作，是拔罐疗法得以总结规范，形成了一套比较完善的治疗方法。

尤其是到康熙和雍正年间（大约 1777～1725 年），陈梦雷、蒋廷锡等编成一部万卷之巨的《古今图书集成》，其中有《医部全录》520 卷，其中搜罗颇为丰富，是一部比较全面的大型类书，其中也含有拔罐疗法的内容。书中记载"半月之后脓亦少，须将药筒对顶拔提，有脓血之交粘，必腐肉之易脱。如疮半月后，仍不腐溃，不作脓者，毒必内陷，急用铍针品字样，当疮顶寸许开三孔，随疮之深浅，一寸两寸皆可入之，入针不痛，再深入不妨，随将药筒预先煮热，对孔窍合之，良久候温取下。如拔出之物，血要红而微紫，脓要黄而带鲜，此为血气营运活疮，其人必多活，又谓脓血交粘，有药可全，色鲜红活，腐肉易脱。如拔出淤血紫黑，色败气秽，稀水无脓者，此为气血内败死疮，所谓气败血衰，神仙叹哉！此等之疮难久候，其人必在月终亡。"书中收录的此段论述是《外科正宗》的内容，能被《古今图书集成》收入其中，证明拔罐法已经得到官方的认可，字临床上的应用也已比较普及。

其次拔罐方法，有较大进步，"以小纸烧见焰，投入罐中，即将罐合于患处。如头痛则合在太阳、脑户或颠顶，腹痛合在脐上。罐得火气舍于内，即卒不可脱，须得其自落，肉上起红晕，罐中有气水出。"此类拔罐法即目前仍颇为常用的投火法。同时，一改以往以病灶区作为拔罐部位，采用吸拔穴位来提高治疗效果。同时，拔罐疗法的治疗范围也突破了历代以吸拔脓血疮毒为主的界限，开始应用于多种病症，恰如《本草纲目拾遗》所云："拔罐可治风寒头痛及眩晕、风痹、腹痛等症"，可使"风寒尽出，不必服药"。

由此可见，在清代拔罐疗法已经相当普及。许多百姓家中都备有陶罐、竹罐以及一些拔罐的代用品和辅助用品。感冒、头痛、眩晕、痹症、腹痛、腰背疼痛等一些常见病症均可自行在家治疗，这一时期拔罐疗法在民间广为流传。拔罐疗法所治疗的病种也涉及到了内、外、妇、儿、皮肤、五官等学科。

综上所述，拔罐疗法在我国已有二千余年的历史，并形成一种独特的特殊的治病方法。但是，应该指出的是，其发展过程十分缓慢，它长期以来，主要是用以治疗痈种疮毒，清代虽有所拓展，而从总的情况，仍宥于疮疡外科的外治法之中。因此，本来属于刺灸法之一的拔罐法，在我国古代大量针灸著作中却十分鲜见。尤其是清末之后，随著针灸医学本身的衰落，拔罐法也流落于民间，其发展更趋于停滞。

五、现代的发展

拔罐疗法真正越出中医外科外治法的界限，取得突破性进展，并成为中医学中的一个重要疗法，则是最近数十年的事。主要表现在下以几个方面：

1. 各种新罐具、新方法纷纷涌现

纵观历代拔罐用具，虽经数千年，亦仅只兽角、竹罐和陶罐、金属罐四种，其中兽角早在唐宋就已逐渐淘汰，金属罐，因其价格贵，又有传热快，易烫伤的缺陷，实际上并未在临床上推广。现代，除了继承传统的拔罐用具外，已创制出很多新的器具，诸如玻璃罐、橡皮罐、塑料罐及穴位吸引器等。特别是玻璃罐及塑料罐，应用最广，似有取代传统工具之势。

我们推荐使用的集诊断、治疗为一体，集药物、针灸、磁疗等为一体的多功能罐诊罐疗器，更是吸收了各家之长，更便于医疗及家庭保健之用。

在拔罐操作方法上，更为古人所望尘莫及。如以吸拔的排气法分，有利用火力排去空气的火罐法，包括闪火法、投火法、架火法、滴酒法等等；有利用煮水排去空气的水罐法；有利用注射器或其他方法抽去空气的抽气罐法。如以吸拔的形式分，又有单罐、排罐、闪罐、走罐之别。另外，近年来，拔罐与其他穴位刺激法结合运用日趋增加，其中不少已成有机整体，如用中草药煎煮竹罐后吸拔，或在罐内预行贮盛药液吸拔的药罐；在针刺过的部位或留针处拔罐的针罐；用三棱针或皮肤针等刺破体表细小血管之后拔罐的刺络拔罐，等等。

通过以上这些方法上的改进和发展，有助于简化操作方法，提高吸拔质量，适应不同需要，扩大治疗病种，增进防治效果。

2. 适应疾病大量迅速增加

如前所述，古代应用拔罐法治疗的病症十分局限，主要用于外科痈肿等的治疗。近几十年来，拔罐疗法已经普遍应用于内、外、妇、儿、五官各科疾病。据我们对1950年至2009年60年间大陆公开出版的医学杂志统计，发表有关拔罐疗法的临床报道，就有三百余篇之多。所涉及的病症达五十二种。其中既有急性病症，诸如急性阑尾炎、胆绞痛、急性扁桃体炎、急性腰扭伤、带状疱疹等，也用于治疗某些为现代西医所束手的疑难病症，如牛皮癣、红斑性肢痛症、遗尿等。对其中不少疾病取得了颇为独特的效果。为了客观验证拔罐疗法治疗效果的可靠性，大多数拔罐适应证都积累了较大的样本，以表明其可重复性。如神阙穴拔罐治疗急性荨麻疹，近几年就有多家报道，总共例数达数百例之多，平均有效率超过90%。有的学者，还从临床研究的角度出发，选择有关实验指标，进行对照观察，以证实其疗效的可靠性。如支气管哮喘，针刺拔罐治疗前后肺功能各项测定指标均有明显差异，与空白对照组比较，差异亦极为显著。这些都显示拔罐疗法的医学价值。

3. 综合治疗日益重视

综合治疗是拔罐疗法近年来临床应用的一个重要倾向。所谓综合治疗，是指拔罐与其他一种或几种穴位刺激疗法（有时也可包括中、西药物）结合治疗。这是由于针灸治疗疾病谱的变化、疾病难治程度提高所使然。拔罐与其他穴位刺激疗法的结合，有以下几种情况：一为在不同穴位或部位施治：如中风偏瘫，在头部穴位施头皮针，在患肢上拔罐。它可以以拔罐为主，也可以以其他疗法为主；可以与一种穴位刺激疗法结合，也可以与多种方法结合。二为在同一穴位施治：此法用得较多，如针罐法、刺络拔罐法即是。综合治疗有助于拔罐疗法提高和发展，以适应现代病防治的需要，但是，如何更好地进行有机的优化组合，使与各种疗法结合获得最大程度的互补效果，尚有待进一步探索。

4. 机制研究初见成效

拔罐为什么能起到防治疾病的作用，长期以来都是应用传统的中医理论，主要是脏腑经络学说进行解释的。近些年来，人们开始采用现代科学主要是现代西医学的方法探索拔罐的机制，虽然工作做得还不多，但已取得了一些可喜的结果。有的学者发现，拔罐所产生的局部吸力，可造成所吸拔部分的浅层组织发生被动性充血，有助于改善机体组织间的营养状况，调整血液循环，促进新陈代谢。同时，拔罐的局部刺激还可通过外周神经系统反射到大脑皮层，使其兴奋性增强，从而有助于病症的康复。另有针灸工作者认为，拔罐疗法有自溶血治疗作用。由于罐内形成负压，可使局部毛细血管破裂，皮内出血，随即产生一种类组织胺的物质，随体液进入体循环，调整全身功能，增强机体抵抗能力。

最近，通过对实验动物模型（大白兔）臀部以药罐拔治试验发现，加负压组的动物^{131}碘的吸收率明显地高于未加负压组。表明，药物一方面可借负压使毛孔、汗腺等开放，药液的渗透可循穴位、经络而弥散，另一方可通过负压所致的局部瘀血，加强引邪出的作用。从而达到新的生理平衡。这在一定程度上解释了贮药罐的作用原理。总之，拔罐疗法无论在工具改革、临床治疗乃至机制研究在现代都取得了前所未有的成绩。但是也毋庸讳言，与刺法、灸法以及其他一些重要的穴位刺激法相比，拔罐疗法的研究，特别是较高层次研究，仍是薄弱的一环。希望海内外针灸工作者能够对此引起更大的重视，使这一独特的疗法放射更为璀璨的光彩。

5. 政府日益重视

作为主管部门，国家中医药管理局主持制定了相关国家标准，已经制定出相关标准两个：

中华人民共和国国家治疗标准 GB/T 21709.5－2008 针灸技术操作规范第5部

分：拔罐。

中华人民共和国行业保健拔罐标准　中医保健技术操作规范　第1部分：保健拔罐 ZYYXH/T158 – 2010.

国外情况：

传统医学每个国家都有，类似的地方和方法也很多！拔罐也是如此，在非洲国家不少民间医生仍在应用古老的"角法"，日本、韩国的"真空净血疗法"，法国的"杯术"等都类似中国的拔罐，但就目前研究情况来看，都没有我国的拔罐方法丰富多彩，临床、保健应用广泛。

总之，拔罐疗法具有悠久的历史，但没有专门著作。解放后，特别是改革开放的近30年，该方法得到较大的发展，各种专著、器具纷纷问世，为推动该方法的发展，为公众的健康，为中医在人们心目中的地位，起到了不可替代的作用。

第二章　气色形态罐诊罐疗的基本知识

第一节　基本概念

一、气色形态罐诊法

气色形态罐诊法是指施术者运用视觉，对经特殊罐具吸拔于受术者背部体表特定部位所产生罐印的气、色、形态进行系统的、有目的的观察，以了解人体健康状况，进而对身体状态进行中医辨证和西医诊病的一种辅助诊断方法。

这种方法是在中医相关理论的指导下，以实践为基础，与西医学相结合发展而成的一种创新性诊断方法，具有独特的诊断方法和系统的辨证诊病理论。它可以根据所观察到的特定部位上的气色形态的变化，同时得出中医辨证和西医诊病两个结论。这种方法，有两个基本要素：位与相。位，是指人体解剖概念上的脏器和器官在背部反应的特定区域；相，则是指位上所观察到的气、色及形态的变化。通过综合观察位上的气、色、形态的变化，对这些征象进行分析、归纳，就可以得出中医辨证及西医诊病的结论，这就是气色形态罐诊法。本法由笔者首次提出。

二、气色形态罐疗法

气色形态罐疗法是指施术者以气色形态罐诊结论为依据，在有关中医、西医理论指导下，于脏器和器官的特定反应区以及中医所指的相关穴位上进行吸拔等刺激，使该区的气、色、形态发生相应变化，从而调整和改善机体及相应器官健康状况的一种不侵入人体皮肤的物理治疗方法。

气色形态罐疗法也由笔者首次提出。

第二节　基本要素

一、气色形态罐诊法

气色形态罐诊法的核心内容，归纳起来有两点，称之为两个要素：

（一）位

人体解剖概念上的脏器和器官在背部体表特定部位通过特殊罐具吸拔后的反应区。其大致示意图如下：（图2-1）

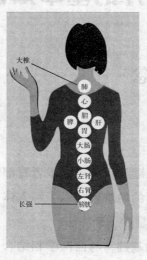

肺：鼻、气管、支气管、肺、甲状腺

心：大脑、心脏、颈椎

胆：胆管、胆囊

胃：幽门、贲门、胃、十二指肠

大肠：大肠、胰脏、口腔、十二指肠

小肠：小肠、十二指肠

左肾：腰椎、右下肢、左肾

右肾：腰椎、左下肢、右肾

膀胱：膀胱、前列腺、卵巢、尿道、子宫、痔疮

肝：脑、肝、乳房

脾：血压、脾、乳房

图2-1　各反应区所代表脏腑

具体内容见：气色形态罐诊罐疗"上篇"——第七章第二节：气色形态罐诊基本操作以及"下篇"各章节。

（二）相

相是观察的意思，即观察位上气、色、形态的变化。

1. 气　气是身体功能的综合表现，反映体质的强弱。

气色形态罐诊法的判断标准是：罐印红润光泽为有气，表明身体功能良好；暗而枯槁为无气，表明身体免疫功能低弱；如果红润光泽超过了正常标准，则是血液成分如血脂、血黏度偏高。

2. 色　色是指用罐具吸拔过程中及起罐后施术部位皮肤显现的颜色，分为常色与病色。

（1）常色：常色指健康人罐印的颜色及其变化，表现为起罐后呈粉红色或微黄而红润，并很快恢复到吸拔前的皮肤颜色。

（2）病色：病色指人体在疾病状态下，罐印所显现的颜色及其变化，表现为青、红、白、黄、紫、黑等六类色，并且不会在起罐后立即恢复到吸拔前的皮肤颜色。这种病理颜色的恢复时间，因体质和病情不同而有差异；病理颜色恢复越快，说明体质好或病情轻；反之，则表明体质差，病情重。

吸拔后皮肤出现的六种病理颜色分别提示不同的中医证候及西医病理变化，见

表2-1。

表2-1　五病色对应的中医证候及西医病理

颜色	中医证候	西医病理
青	寒证、痛证、风湿	循环不良
红	热证、燥证	炎症、出血点
白	虚证、寒证	免疫功能低、供血不足
黄	湿证	过量服用药物、保健食品等
紫	气滞血瘀证	慢性炎症、栓塞、梗死、肿瘤
黑	血瘀证、肾虚证、痛证	陈旧性疾病

（三）形态

形态是指气、色斑点在视觉下呈现的状态。

主要有以下几种：

1. 凸　气色斑点较周围凸起，提示有慢性炎症、增生、肿瘤等。水泡是凸中一种比较明显的表现，主要用于中医辨证，常表明对应部位有湿，其中颜色青白为寒湿，黄色为湿热；若水泡内含血丝时，血色淡为气血虚弱，紫红而暗为血瘀；黄色为服药太多。（注意：不正确的操作，可以导致水泡的产生，这种水泡显然不宜从以上的病理意义上讨论）

2. 凹　斑点较周围呈凹陷状，提示对应部位脏器功能萎缩，或曾经手术切除。

3. 凸凹互见　如凸凹互见，且有亮点，考虑结石。

4. 雾状　有雾状水珠附着在罐内壁上，提示体内有湿、寒之气，西医对应炎症等。

5. 水印状　拔罐结束几个小时后，整个罐印如漂浮于水中，也提示体内有寒湿之气，西医对应炎症等。

6. 毛孔开合　毛孔粗大提示受风邪侵扰，毛孔闭合提示对应部位功能低弱。

7. 点状　气色斑点呈点状排列，提示疾病初起，病程短。

8. 片状　气色斑点呈片状集中分布，提示局部有炎症等病变。

9. 条索状　气色斑点呈条索状，提示该斑点对应器官有梗塞或增生。

10. 圈状　气色斑点呈圆圈状，提示有慢性疾病，根据对应部位结合医学知识判断。

11. 特殊图形　个别人会出现比较奇怪的图形，表明体质有特殊情况。

二、气色形态罐疗法

气色形态罐疗法的操作，需掌握三个要素：①手法。②部位。③时间。

其中，最为关键的是拔罐部位的选择。气色形态罐疗法选取吸拔部位的原则不同于一般中医的拔罐疗法，其施术部位是以背部拔罐诊断时出现病理气色形态的反应区为主，以中医辨证的经络、穴位为辅。

　　具体内容见：气色形态罐诊罐疗"上篇"——第七章第三节：气色形态罐疗基本操作以及"下篇"各章节。

第三章　中医学及西医学的诊疗基础

第一节　中医学与西医学的基本区别

中医学、西医学是两种在完全不同的文化和哲学背景下产生的对人体的认知体系！

我经常用以下三个比喻来论述各自的特点

比喻一：写信

中国人写信，是先大后小，先写省－市－县－乡，最后才是收信人，注重整体，强调大局；美国人写信，则刚好相反，先写收信人，由小到大！

反应在中医对人体的认识上，就是中医强调对整体（证）的认识，不管具体的病；而西医偏重对局部（病）的认识，对机体总的认识不重视。

比喻二：判断西瓜熟不熟

有两种方法，一种是靠经验，靠对西瓜的"望"、"闻"、"问"、"切"，观察瓜的外观，根据重量，敲击的声音等，熟练的人可以基本判断的八九不离十。

除此之外，还有一种方法，将西瓜切开，当然是最直接的方法。

具体到人体，显然，没有人愿意当西瓜切！中医的观察内在身体情况的方法同靠经验判断西瓜一样，以外知内，所谓"司外揣内"。

用两种认识西瓜的方式，来认识人体，人们愿意接受的自然是第一种方式！但前提条件是要有一定的正确率！

气色形态罐诊，就是根据气色形态的外在表现判断身体健康情况，是经过广泛验证的具有相当准确率的方法。

可以在不"切开"人体的情况下，与切开时有比较高的符合率，自然是非常受欢迎的方法。

比喻三：战与和

一座城市的解放，有两种方法，第一种是通过战斗的方式，狂轰滥炸，拿下城池。但要再花很多精力去建设遍体鳞伤、元气大伤的城池，才可能使其恢复正常的生活。

还有一种方法，就是采取"和"的方式，调动各方积极性，在保证城市不受损毁的前提下，和谐共存。

西医用的就是战争的方法，中医主要用和的方法（除外有些"毒药"）。手疗、罐疗等方法是中医处理问题的代表。

气色形态罐疗更是如此，通过体表的调理，平衡人体功能，使人体保持在健康状态。

因此，中医、西医，因为文化、哲学的不同，在对人体的认识以及问题的处理上，有着完全不同的方法。

中医是以在生命状态下对人体的感悟为主，是对整体、宏观、功能的认知；西医是以对尸体解剖和实验室研究为基础的微观认知，是以局部、结构认知为主。

生命状态与死亡后的尸体，整体和局部，人体结构与功能都是人体的一个方面，两者角度不同，并立而存，可互为了解。因此，可以说：中医和西医都是对人认识的一个方面，都不是全部，但两者若相加而组合，则可以比较全面地了解人体。

诊断学是运用医学基础理论、基本知识和基本技能对疾病进行诊断的一门学科。治疗则是根据诊断的结果对疾病进行处理的过程。故诊断与治疗分别代表着认识问题与解决问题，是一个事物的两个方面。显然，正确的治疗，源于正确的诊断；没有正确的诊断，根本谈不上正确的治疗。正如古人所说"望闻问切者，诊法也；针灸药石，治法也。欲将治之必先诊之。非诊无以知其病，非诊无以知其所治也。"

因此，在对付疾病的工作中，分诊断和治疗两个环节。如果一个感冒病人被诊断为肠炎腹泻，那用药肯定不当；左股骨骨折，而医生手术时开右侧，这是十分离谱的，但此类事件在报纸上是上过头条的。由此可见，正确诊断的意义可谓非常重大。

在现有技术条件下，诊断环节上问题较多，疾病容易误诊，且误诊率较高，平均误诊概率在30%左右。山西省肿瘤医院曾经对400例住院确诊的结肠癌病人进行统计，初诊的误诊率占75%，病人的治疗效果可想而知。仔细分析一下我们发现，并非所有疾病都诊断困难和容易误诊，如皮肤病、毛发疾病、外伤等，诊断并不困难，误诊的概率极低。许多诊断困难而容易误诊的是复杂的内脏疾病，因此西医学借助现代物理学、化学等手段而产生了 X 线、心电图仪、CT、MRI 和各种生化分析仪等设备，旨在弄清内脏情况。

而我们中国的东方文化则有自己的思维方式和解决问题的方法，实践中发现，虽然作为普通人无法看到其内脏，但其在脊背部的反应区则有共同的规律性，这个反应区就是"位"，通过观察反应区的变化一样可以了解该内脏的健康情况，进而同时得出西医诊病和中医辨证这两种不同角度的诊断结论。这种变化，即是通过罐具的吸拔，而显现于脊背部的相应部位。

一种学说，尤其是检验医学理论正确与否的标准显然是以实践为惟一标准，若实践中证明重复应用时准确率不高的，只是个人经验或观点而已，因为规律的特点为：客观、可重复。

第二节　中医学诊疗知识

一、中医学诊断知识

（一）中医诊断方法

四诊是指望、闻、问、切四种诊察疾病的基本方法，古称"诊法"。《素问·脉要精微论篇》说："诊法何如？……切脉动静而视精明，察五色，观五脏有余不足，六腑强弱，形之盛衰，以此参伍，决死生之分"。可见诊法就是对人体进行全面诊察的方法，借以判断人的健康与疾病状态。

《内经》奠定了四诊方法的基础，《难经》则明确指出了四诊的基本概念。如《六十一难》将四诊概括为："望而知之谓之神，闻而知之谓之圣，问而知之谓之工，切脉而知之谓之巧"。四诊所涉及的范围相当广泛，内容十分丰富，举凡人体所表现的一切现象，与生命活动有关的社会和自然环境等等，统统在诊察之列。

四诊具有直观性和朴素性的特点，在感官所及的范围内，直接地获取信息，医生即刻进行分析综合，及时作出判断。四诊的基本原理是建立在整体观念和恒动观念的基础上的，是阴阳五行、藏象经络、病因病机等基础理论的具体运用。物质世界的统一性和普遍联系，就是四诊原理的理论基础。

四诊是收集临床资料的主要方法，而收集临床资料则要求客观、准确、系统、全面、突出重点，这就必须"四诊并用"、"四诊并重"、"四诊合参"。《难经》所提出的神、圣、工、巧之论，是强调其各自的重要性以及掌握这些技巧的难易程度。早在《内经》中就明确提出了切勿强调切诊的观点，《素问·微四失论篇》说："诊病不问其始，忧患饮食之失节，起居之过度，或伤于毒，不先言此，卒持寸口，何病能中"。张仲景在《伤寒论》中批评那种不能全面运用诊法的医生是"所谓窥管而已"。张景岳在《景岳全书》中指出，惟以切脉为能事的医生，不能称得上是通医道的人。只有将四诊有机的结合起来，彼此参伍，才能全面、系统、真实地了解病情，作出正确的判断。

目前，临床应用较多的是望诊中的舌诊及切诊中的脉诊。

四诊分为望诊、闻诊、问诊、切诊。

1. 望诊 中医望诊，主要是对病人的神、色、形、态以及排出物进行观察以诊断病情的方法。尤其是望舌，有着非常重要的作用。

（1）望神：中医认为神是机体生命活动的体现，形神兼备是一个正常人所应具有的。它通过目光神态、面部表情、形体动作、语言气息、反应能力等表现出来。望神要分清得神、失神与假神。

①得神：病人目光灵活、明亮有神、语言清晰、神志清楚、呼吸调匀、肌肉润泽、大小便控制自如。说明病人脏腑功能不衰，即使有病也会预后良好。

②失神：病人目光迟钝、无光彩、瞳仁呆滞、面色晦暗、呼吸异常、肌肉消瘦、反应迟钝、甚至神志昏迷、或突然昏倒。说明病人脏腑功能衰败，病情重，预后不良。

③假神：病人突然精神转好，颧红、两眼突然有光，但眼球呆滞不灵活，食欲增加。这是垂危病人将要死亡的表现。

（2）望面色：正常人的面色红润光泽，表明气血充盈、脏腑功能旺盛。病人的面色由于疾病的原因可使皮肤发生异常变化，称为"病色"，病色一般分为青、赤、黄、白、黑五种。

①青色：主寒证、痛证、瘀血证、小儿惊风和肝病。表明经脉瘀阻、气血不通。

②红赤：主热证。是血液充盈于皮肤脉络的表现。当人体热盛时，血液运行加快，面红赤。满面通红者属实热证，慢性病中出现两颧嫩红，常有低热、自己感觉发热则属虚热证。久病病人，面色苍白时红时消，属真寒假热危重证。

③黄色：主湿证、虚证。面色淡黄无光泽是脾胃气虚，气血不足所致。面色黄如桔皮，眼白发黄为湿证。面色黄而消瘦者，多见于胃病虚热；黄而色淡者属胃病虚寒。

④白色：主虚寒证、血虚证。虚寒证面色白而浮肿。血虚证面白而消瘦。这是由于气血不足不能养荣机体的表现。面色突然苍白、出汗量多、四肢冷是阳气虚脱，或失血过多的急症。面部白斑或白点常见于肠道寄生虫的病人。

⑤黑色：主肾虚证、寒证、痛证、瘀血证、水饮证。寒证、痛证、瘀血证由于肾阳虚衰，水饮不化，血行不畅，故面呈黑色。眼眶周围发黑为痰饮证。

（3）望形态：形是形体，态是姿态。通过望病人形体的强弱胖瘦，可知内脏、气血阴阳的盛衰，疾病的程度及预后。

①望形体：

强：身体强壮，皮肤润泽、肌肉结实、身强力壮、胸廓宽厚、骨骼粗大等均为气血旺盛，抗病能力强不易生病，病则易愈。

弱：身体瘦弱，皮肤枯燥、肌肉瘦削，瘦弱无力，胸廓狭窄，骨胳细小等均为气血不足，抗病能力低，容易生病，病则难愈。

胖：肥胖并非健壮。体型特点为头圆形、颈短粗、肩宽平、胸宽短圆、腹大、身体偏矮、多后仰。胖而能食，形盛有余；胖而食少，肌肉松弛，精神不振，多为脾胃虚。胖人形肥气虚，水湿难以循行，所以湿多，若郁滞生痰，则易患中风证。

瘦：是消瘦，体形特点为头长颈细、肩窄、胸窄平坦、腹部瘦瘪、身体偏高、多前屈，由于消瘦者体瘦血少，阴虚则火亢易伤肺，瘦人多劳嗽。

②望姿态：望形体的动静姿态可判断疾病，从不同的动态可反映不同疾病。

行走姿态：行走时身体前倾，以手护腹多为腹痛；以手护腰、弯腰曲背，多为腰腿病；行时身体摇摆不定是筋骨受损；行时突然止步不前，以手护心为心痛。

坐姿：坐而仰首，为痰盛的肺实证；坐而俯首，气短懒言，多为肺虚或肾气不足，坐时常以手抱头为头痛。

卧姿：卧时身重不能转侧，喜加衣被者，多为虚证、寒证。坐卧不安且烦躁，多为腹满胀痛。

站姿：站立不稳，多为眩晕，气血并走于上。不耐久站，属气血阴虚。站立时双手护心或腹，多为心、腹痛。

（4）望舌：望舌是通过察看舌质和舌的形态、色泽、润燥等方面的变化测知病情变化的一种独具特色的诊法，在中医诊断中占有重要地位。正常舌象为舌质淡红、舌苔薄白，舌质（舌体）柔软、活动自如。

①望舌质：从舌质外观，测知脏腑病变。一般以舌尖诊心肺的病变，舌中诊脾胃的病变，舌的两边诊肝胆病变，舌根诊肾的病变。

②望舌色：主要分淡红、淡白、红绛、青紫四种。

淡红舌：舌质颜色淡红润泽，白中透红。多为心血充足，阳气旺盛的健康人之舌色。

淡白舌：舌色淡红舌质浅，红色较少而白色偏多。一般为气血亏损。

红绛舌：舌色淡红舌质红。鲜红色者称为红舌；深红色者称为绛舌。多为热证。舌尖红者为心火太盛；舌边红者为肝胆火盛；舌中红者，为胃火太盛。

青紫舌：全舌呈均匀青色或紫色，或舌的局部见青紫色斑块、瘀点。一是热毒太盛，二是阴寒内盛，气血不畅。多为热证、寒证、瘀血证。舌绛紫而深，干枯少津液，多为热毒太盛。舌淡紫而润，多为阴寒内盛。舌色暗紫为血瘀较重；局部舌紫斑、瘀点为血瘀较轻。

③望舌形：舌形多指舌的形状。正常舌体大小适中。异常舌分为老舌、嫩舌、胖大舌、肿胀舌、瘦薄舌、裂纹舌、芒刺舌、齿痕舌。

老舌：舌质纹理粗糙，主热盛、实证。

嫩舌：纹理细致，为气血运行不畅，内有水湿，多为虚证。

胖大舌：舌体较正常舌大，舌肌松弛，为脾肾阳虚所致，主水肿、痰饮。

肿胀舌：舌体肿大，舌肌呈现胀大状，甚者不能闭口，不能缩回。多因心脾热盛，或酒毒上攻中毒所致，多为实证。鲜红肿胀，为心脾热盛，舌青紫而肿胀，为酒毒攻心。

瘦薄舌：舌体较正常舌小而瘦薄。多见阴血耗伤、脾虚精亏、舌肌萎缩、舌体瘦薄，主阴虚血亏证。

裂纹舌：舌面有明显的裂痕、可呈现人、一、川字等不同形状。由精血亏虚所致，主血虚证（先天裂纹舌者除外）。

芒刺舌：舌体上有红色颗粒突起像刺，摸时感觉刺手，主邪热太盛，舌边芒刺为肝胆热盛，舌中有芒刺主胃肠热盛。

齿痕舌：舌体边缘有压迫痕迹，为齿痕舌。舌体肿大，出现齿痕。主脾阳虚衰，水湿内停。

④望舌态：正常舌，舌体活动灵敏，伸缩自如。病理舌态有强硬、震颤、歪斜等重病的变化。

强硬舌：舌质红而强硬，多见于中风先兆，多因外感邪热，内伤痰湿、内阻心窍，肝风夹痰上扰神志。

震颤舌：舌体不停颤动。多为肝病，舌质淡白而颤动者为血虚，舌红绛而颤动者为热极生风。

歪斜舌：舌体不正，伸舌时偏斜于一侧。多为中风或中风先兆。

短缩舌：舌体紧缩不能伸长，甚则不能抵齿（天生舌短者除外）。舌红绛而短缩者，属热病，多为昏迷病人。

吐弄舌：舌体反复地伸出口外，其中伸出时间较长，慢慢收回的为吐舌，稍微伸出立即收回，上下左右舐弄者为弄舌。多为小儿智力发育不良。

⑤望舌苔：主要观察舌苔的薄厚、润燥、腐腻、剥脱苔等的变化。

薄厚苔：透过舌苔能见舌体为薄苔；透过舌苔不见舌体为厚苔。薄苔为疾病初起，厚苔为病情较重。

润燥苔：舌苔湿润适度为正常苔，苔干、粗糙为燥苔。苔的润燥程度表示体内津液的盈亏情况。若舌红绛而苔润为热盛，舌红而苔燥为湿阻遏制阳气。

腐腻苔：苔质疏松，颗粒较大，舌边、舌中厚，刮之如豆腐渣样为腐苔。苔质细密颗粒细腻。观察苔的腐腻可知阳气与内湿的程度。腐苔多为食积胃肠或痰浊阻胃。腻苔因阳气被遏阻，多见于湿浊或痰饮证。

剥脱苔：舌面本有苔但部分剥落，胃气或胃阴受损。若舌苔骤然退去，光洁如镜者为光剥苔，是胃阴胃气俱损的危重现象。

⑥苔色：苔的颜色分为白苔、黄苔、灰黑苔等的变化。

白苔：多主表证、寒证。苔薄白而干，舌尖红者为肺燥热火盛。厚白苔主痰湿。

黄苔：多为热证，从黄的程度辨别热的轻重。

灰黑苔：苔色为浅黑色是灰苔，深者为黑苔。灰黑苔多为里热重证，越黑病情越重。如苔灰黑而润为阳虚寒、痰湿内阻；苔色灰黑而干为里热证。

2. 闻诊 闻诊即通过听声音和嗅病气测知病况，闻的内容具体来讲，可以分为声音、语言、呼吸、呕吐、肠鸣和病气等。

（1）声音：

①正常的声音：自然、音调和谐、语言表达清楚。

②病变声音：

嘶哑：包括声嘶和失音，声嘶是嗓子干涩发音困难，失音是完全不能发音。多因外感风寒或风热，寒热相交伤肺所致。

鼾声：如昏睡不醒，鼾声不断多因神志昏迷，气道不利。多见热入心包，或中风入脏之危证。

呻吟：身有痛处或胀满时，口中发出哼哼声。多为头痛、胸痛、腹痛、齿痛。

喷嚏：喷嚏是由肺气上冲所致，外感风寒多见此证。外邪入表日久不愈，忽有喷嚏者，为病愈之兆。

（2）语言：心主神明，心病则语言错乱。

①语言謇涩：说话不流利、含糊不清、缓慢、词不达意，多见于中风后遗症或热病后期。

②谵语：神志不清、语无伦次多为实证。

③郑声：神志不清、语言重复、语言不连续、声音低弱多为虚证。

④独语：自言自语、喃喃不休多见于急性热病，或老年人久病心血亏虚。

⑤错语：病人语言颠倒、错乱，自知说错不能自主，多为心气不足。

⑥狂言：声嘶力竭、语言快、声音高、骂人或狂言，多见于痰火扰心的狂证。

（3）呼吸：呼吸与肺肾等脏器有关，通过呼吸变化可推测脏腑的虚实。

①喘：呼吸困难，短促急迫，甚者不能平卧。喘分虚实。实喘发作急，一般形

体壮实，脉实有力，多属肺有实热，痰饮内停。虚喘发病缓慢，吸少呼多，一般形体虚弱，脉虚无力，属肺肾虚损。

②哮：呼吸急促伴有喘，喉中痰鸣似哨声，反复发作。多因痰饮又外感风寒所致。久居寒湿地区，或食过多酸咸生冷也可诱发哮。临床上哮与喘常同时出现。

③短气：呼吸气急而短、四肢关节痛属实证；气短无力、小便不利，则属虚证。

（4）咳嗽：咳嗽发生与肺脏关系密切。

①咳声重浊：痰色清白，鼻塞不通，多因外感风寒。

②咳有痰声：痰多易咳出，多为寒咳，因痰湿阻肺，肺失宣降。

③咳声如犬吠：声如犬吠伴有音哑，多为白喉证。

④阵发性咳嗽：咳声不断，甚则咳血。称为顿咳、百日咳。

（5）呕吐：呕吐为胃中饮食物、痰、水液冲出口的一种表现。

①虚寒呕吐：声音微弱，吐势缓慢，吐物以清稀痰水为主。

②实证呕吐：声音宏大，吐痰黏黄，或酸苦。

③呕吐酸腐：多因暴饮暴食，过食肥甘厚味，食滞胃中所致。

（6）肠鸣：肠鸣指腹中鸣响。可凭借其声音辨别病位和病情。

①肠鸣在胃部：如囊中水，振动有声，行走时以手按之，为痰饮阻滞。

②肠鸣在腹部：得温得食则减，受寒或饥饿加重，多因久病不愈，过食生冷或腹部受寒，是胃肠气机不和所致。

（7）嗅病气：嗅病气可分为身体气与室内气两种。

①病体之气：

口气：正常人说话时不会发出臭气。口臭为消化不良、龋齿、口腔不洁。酸臭气为内有食积；腐臭气多为溃腐疮疡。

身臭：身发腐臭气，可考虑有疮疡。

②病室之气：病室有血腥臭，多为失血症；尿臊气为水肿病晚期；烂苹果样气味为糖尿病酮症酸中毒；均为危重病表现。

3. 问诊 问诊是对病人或陪诊者进行系统而有目的的询问。包括病人的体质、生活习惯、起病原因、发病及治疗经过、现在的症状及过去的病史、家族史等。具体来讲，可以包括问寒热、问汗、问疼痛、问睡眠、问饮食口味、问二便等。

（1）问寒热：寒热的产生，主要决定于病邪的性质和机体的阴阳盛衰，是机体正邪相交的表现。

①但寒不热：病人感觉寒冷，而不发热。属于阳气不足的虚寒证。

②但热不寒：病人发热，不感觉冷或反而怕热，为里热证。若高热伴见口渴喜

冷饮，出汗、大便秘结为实热证。若午后低热，伴有手足心发热，夜间出汗，两颧发红者为里虚热证。

③恶寒发热：病人自觉怕冷而体温升高。表示外感病初起。

④寒热往来：寒与热交替出现。寒热往来定时者，为疟疾。寒热往来不定时，且伴两胁胀痛、口苦者为肝胆病。

（2）问汗：汗出与阳气盛衰、津液盈亏相关。

①无汗：外感寒邪，发热、恶寒、头痛无汗者为表实证。

②出汗：外感风邪，发热、怕风汗出者，为表虚证。

③自汗：白天稍活动即出汗，常伴疲劳乏力、气短畏寒，是阳气虚损所致，多为内伤病。

④盗汗：指夜间睡着后出汗，伴有发热、颧红、心烦、失眠多梦、口干舌燥，是阴虚内热所致，为内伤病。

（3）问疼痛：询问疼痛的部位、性质、程度以观察病情。

①头痛：突然头痛，痛无休止、伴有怕寒发热，多为外感实证。头痛时发时止，有胀痛，劳累后加重，或伴有眩晕者，多为内伤虚证。

②胸痛：肺热之胸痛以一侧为多，发热咳嗽、痰黄而稠；胸痹证之胸前心区有重压感，或刺痛，反复发作，伴有心悸气短。

③肝胆病疼痛：表现为两胁胀痛不适。

④胃病疼痛：表现为胃脘胀满疼痛，伴有嗳气吐酸水。

（4）问睡眠：

①失眠：入睡难或睡中易醒，醒后难以入睡或易惊醒，或彻夜不眠。多为阴血不足，心失所养。常伴有心悸、多梦、耳鸣、潮热等症。如痰火食积内扰致失眠，常伴有面红、气短、口渴、胃部不适等症。

②嗜睡：睡意很浓，经常不由自主地入睡。若年高体虚者多属心肾阳虚；肥胖者多伴有腹胀、痰多，为脾虚湿盛，清阳不升所致。

（5）问饮食口味：包括了解饮水多少，喜冷喜热，食欲与食量，口中异常味觉等方面。

①口渴多饮：口渴多饮多为津液已伤，多见于热证、燥证，或汗、吐、下利太过。如渴喜冷饮，是里热伤津。如尿多身瘦为糖尿病。

②口不渴与渴不多饮：口不渴，不欲饮水多属寒证。口渴喜饮，饮水即吐多属水湿内停于胃。口渴不多饮，且喜热饮多属湿证或虚寒证；口渴不多饮且喜冷饮者为属湿热证。

③不欲进食与厌食：食欲低下，为不欲进食，如新病多为伤食或外感发热；久病不欲食则是脾胃虚弱。若厌恶食物，多见食滞内停，或肝脾湿热。

④多食与偏食：多食易饥，多因胃火盛，胃热则消谷。若久病之人，本不能食，突然暴食多为脾胃之气将绝的征象。偏食生米、泥土异物等是虫积。

⑤口味：口苦为肝胆有热；口酸有腐味为胃肠积滞；口臭为胃火盛；口淡为胃有湿、或虚证；口甜为脾有湿热；口咸为肾虚。

（6）问二便：了解大小便的性状、颜色、气味、时间、量的多少及排便次数、排便、排尿感觉等。

①便次异常：排便次数明显减少，每2~3天或更长时间1次，无规律，粪质干硬，常伴有排便困难感，称为便秘。热盛伤津者为热秘；阴寒内结者为冷秘；气机阻滞者为气秘；气虚无力为虚秘。大便不成形或呈水样，便次增多为泄泻。大便稀薄不成形为溏泄，多为脾失健运。腹痛泄泻在黎明者为五更泄，多为肾阳虚。腹痛泄泻，泻后痛减为伤食泄泻。

②便质异常：排便时肛门有灼热感、下坠感为脾虚气陷；排便不爽为肝郁；便泄不爽有未消化食物，泻后腹痛减多为伤食；若便黄黏滞不爽多为湿热结于大肠；腹痛窘迫，时时欲泻多因湿热内阻，肠道气滞所致，是痢疾病的症状。大便不能自控，多因肾阳虚衰。

③尿量异常：尿量增多为虚寒；尿量减少由于热盛、汗多伤津，或因吐泻损伤津液所致。

④尿次异常：小便次数增多，尿短赤急迫而数，多为湿热；久病尿清长而频数、夜间尿次增多，属肾阳虚；小便不畅，点滴而出，一般为湿热或瘀血、砂石阻塞所致，属实证。

⑤排尿感觉异常：排尿痛，急迫、灼热感，多为湿热下注膀胱所致，常见于淋病。小便不能控制，睡中不自主排尿为肾气不固。神志昏迷出现尿失禁属危重证。

4. 切诊 切诊分切脉和腹诊。

（1）切脉：切脉是指医生用手指触按病人的动脉搏动，以探查脉象，从而了解病情的一种诊断方法。切脉的部位可分为遍诊法、三部诊法、寸口诊法三种，其中常用的是寸口诊法和腹诊。寸口位于两手腕后桡动脉搏动处，分为寸、关、尺三部。掌后高骨处为关，关前为寸，关后为尺。寸口脉可分候脏腑之气，左寸候心、小肠，左关候肝、胆，左尺候肾、膀胱；右寸候肺，右关候脾、胃，右尺候肾。

切脉应注意时间、姿势、指法。时间应选在清晨病人未活动时，若病人活动后，应休息15分钟左右再进行脉诊。病人可坐位或卧位，手臂伸平，手心向上，使手臂与心脏接近于同一水平。切诊时，三指要同时切脉，用力要平衡，由轻到重，分为浮取、中取、沉取三种指力。诊脉时间应不少于 1 分钟。

健康人脉象应为一次呼吸跳 4 次，寸关尺三部有脉，脉不浮不沉，和缓有力，尺脉沉取应有力。常见病脉有浮脉、沉脉、迟脉、数脉、虚脉、实脉、滑脉、洪脉、细脉、弦脉等。

①浮脉：轻按可得，重按则减。主病：表证。由于外感病邪停留于表时，卫气抗邪，脉气鼓动于外，故脉位浅显。浮而有力为表实；浮而无力为表虚。内伤久病因阴血衰少，阳气不足，虚阳外浮，脉浮大无力为危证。

②沉脉：轻按不得，重按乃得。主病：里证。有力为里实，无力为里虚。邪郁于里，气血阻滞阳气不畅，脉沉有力为里实；脏腑虚弱，阳虚气陷，脉气鼓动无力，则脉沉无力。

③迟脉：脉搏缓慢，（每分钟脉搏在 60 次以下）。主病：寒证。有力为实寒，无力为虚寒。寒则凝滞，气血运行缓慢，脉迟而有力为实寒证。阳气虚损，无力运行气血，脉迟而无力，为虚寒证。

④数脉：脉搏急促，（每分钟脉搏在 90 次以上）。主病：热证。有力为实热，无力为虚热。外感热病初起，脏腑热盛，邪热鼓动，血行加速，脉快有力为实热。阴虚火旺，津血不足，虚热内生，脉快而无力为虚热。

⑤虚脉：寸关尺三部脉皆无力。重按空虚。主病：虚证。多为气血两虚，气血不足，难以鼓动脉搏，故按之空虚。

⑥实脉：寸关尺三部脉皆有力。主病：实证。邪气亢盛而正气充足，正邪相搏，气血充盈脉道，搏动有力。

⑦滑脉：按之流利，圆滑如按滚珠。多见于青壮年气血充实。妊娠妇女滑脉是气血旺盛养胎之现象。均属生理现象。

⑧洪脉：脉大而有力，如波涛汹涌，来盛去衰。主病：热盛。内热盛脉道扩张，脉形宽大，因热盛邪灼，气盛血涌，使脉有大起大落。

⑨细脉：脉按之细小如线，起落明显。主病：虚证。多见于阴虚、血虚证。又主湿病。阴血亏虚不能充盈脉道，或湿邪阻压脉道，脉细小。

⑩弦脉：脉端直而长，挺然指下，如按琴弦。主肝胆病、痛证、痰饮。气机不利，肝失疏泄，脉道拘急而显弦脉。病则气乱或痰饮内停，致使气机输转不利，出现弦脉。

（2）腹诊：脘腹是人体的重要部位，脐上属胃，脐下属肠，大腹属脾，脐腹属肾，少腹属肝。通过手指的触摸、按压可了解局部的冷热、软硬、胀满、肿块及压痛等情况，有助于了解脏腑的病情。一般以触摸、按压虚里穴（心尖搏动处）诊断病况。虚损病证，跳动明显，按之应指。肺气虚证，脉跳动散漫而数。

①肝气郁滞：两胁胀痛，痛处按此连彼。

②肝虚：胁痛喜按，胁下按之空虚无力。

③瘀血：胁下肿块，刺痛拒按，痛处不移。

④肝癌：胁下肿块，按之表面凹凸不平，应警惕肝癌。

⑤肝气犯胃：胃部胀痛，按之旁及两胁。

⑥胃寒：胃痛骤烈，疼痛拒按，发冷怯寒。

⑦气虚：胃脘痛经久不愈，按之痛缓或痛止。

⑧虚：腹痛喜暖喜按，按腹软无力。

⑨实：腹痛胀满拒按，按腹充实，叩之声音重浊，或按之有包块不移者。

（二）中医诊断的目的和要求

辨证，就是辨别症状，根据四诊所得的资料进行分析、综合、归纳，以判断疾病的原因、部位、性质，从而作出正确的诊断，为治疗疾病提供依据。

"证"与"症"应该严格区分，"症"是一个一个的症状，而"证"是证候，是辨证所得到的结果。

"证"与"病"的概念是不同的。清代医家徐灵胎说："病之总者为之病，而一病总有数证"。也就是说，病可以概括证。辨病名，必先辨证。诊断先从辨证再进一步辨病，辨病之后又再进一步辨证。因此，辨证论治并不是说中医不讲究辨病，强调辨证已包括辨病于其中了。

辨证的方法很多，都是在长期临床实践中形成的，如八纲辨证、病因辨证、气血津液辨证、脏腑辨证、经络辨证、六经辨证、卫气营血辨证与三焦辨证等。其中病因辨证着重从病因角度去辨别证候，可以看成是外感病辨证的基础。六经辨证是外感病中"伤寒"病的辨证法。卫气营血辨证是外感病中"温病"的辨证法。经络辨证，气血津液辨证及脏腑辨证适应于杂病各科辨证。但脏腑辨证是杂病辨证的重点辨证法，经络辨证与气血津液辨证可以看作是与脏腑辨证互为补充的辨证方法。

因为，辨证的目的主要是指导中药的使用，故需要极专业的知识，不在此详细讨论。

（三）中医治疗方法

中医治疗疾病的具体方法种类繁多，内容丰富，且各具特色。根据国家标准《中医临床诊疗术语》的疗法分类，选择一部分常用的中医治疗方法，做一简单介绍。

1. 药物疗法 指通过口服药物，经由消化器官吸收，以达到扶正祛邪、调节机体气血阴阳，使机体康复的治法。常用的治疗方法有汗、吐、下、和、温、清、补、消八法。口服药物的剂型有汤剂、丸剂、散剂、膏剂、丹剂、酒剂、片剂、糖浆、茶剂、冲剂等不同剂型。本法是在临床各科应用范围最广的治疗方法。

2. 针灸疗法 用针刺、艾灸的方法在人体经络及经外腧穴施以一定的手法，以通调营卫气血、调整经络、脏腑功能而治疗相关疾病。针刺又可分为体针、头针、面针、眼针、耳针、足针、温针、火针、三棱针、梅花针等多种针法；灸法可分为艾条灸、麦粒灸、瘢痕灸、隔姜灸、隔蒜灸、药饼灸等。针灸疗法的应用范围极其广泛。

3. 推拿疗法 通过在人体体表一定的部位施以各种手法，或配合某些特定的肢体活动，以防治疾病的方法。可应用于各科的治疗，对骨伤科疾病、小儿疾病及各种疼痛性疾病更为适宜。

4. 外治疗法

（1）药（热）熨疗法：将药物（如药袋、药饼、药膏及药酒）经加热后置于体表特定部位，促使腠理疏松、经脉调和、气血流畅，多用于寒湿、气血瘀滞、虚寒证候的治疗的一种外治疗法。

（2）敷贴疗法：将药物调成糊状，敷于体表的特定部位，以防治疾病的方法。常用于头痛、呕吐、自汗盗汗、脱肛、眩晕、面瘫、风湿痹痛、疮痈癣疹、扭挫伤、口腔溃疡、烫伤等。

（3）敷脐疗法：将药物敷置于脐眼或脐部，常用于眩晕、盗汗、便秘、尿闭、遗精、阳痿、阴挺、痛经等病症的一种外治法。

（4）熏洗疗法：利用药物煎汤的热气熏蒸患处，并用温热药液淋洗局部的外治法。常用于风寒感冒、风湿痹痛、湿疹、癣疥、肛门病、阴痒、眼疾、跌打损伤等病症。

（5）腐蚀疗法：选用具有腐蚀作用的药物，敷涂患处，以蚀去恶肉，促使新肉长出的外治法。主要用于体表疮疡、癌瘤、流痰等。

（6）放血疗法：用针具或刀具刺破或割破人体特定的穴位或一定的部位，放出少量血液，适用于高热、神昏、中暑、感冒、各种疼痛、风眩、急惊风、中毒、毒蛇咬伤等病症的一种外治法。

（7）刮痧疗法：用边缘光滑的嫩竹板、瓷器片、小汤匙、铜钱、硬币、纽扣等工具，蘸油或清水在体表部位进行反复刮动，用以治疗疾病的一种方法。主要用于"痧证"及中暑、感冒、喉痛、腹痛、吐泻、头昏脑胀等病症。

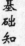

（8）含漱疗法：将清热解毒、消肿止痛之类的药液含漱于口中，以清洁患部，治疗口腔、咽喉部疾病的一种方法。适用于喉痹、乳蛾、牙痛、口腔溃疡、口疮等病症。

（9）噙化疗法：将丸剂或片剂药物噙在口中含化，用以治疗疾病的方法。常用于口腔、咽喉疾病及胸痹心痛、厥心痛等病。

（10）喷雾疗法：将药物的溶液或极细粉末经喷雾器或雾化器等形成药物蒸气、雾粒或气溶胶，供呼吸道吸入或局部喷洒，以治疗疾病的一种方法。其所用药物应据病情不同而配制。常用于治疗鼻部疾患及厥心痛、昏厥、肺胀、久咳等病症。

（11）烟熏疗法：利用药物燃烧后的烟气来防治疾病的一种方法。可用于急救、肛肠科疾病、耳鼻喉科疾病或作为杀虫避秽、预防疾病之用。

（12）灌肠疗法：以药液或掺入散剂灌肠，以泻毒、化瘀、理气等，适用于肠痹和肛门病变的一种治疗方法。

（13）药栓（坐药）疗法：将药物研成粉末，加入适量的赋形剂制成长圆形固体剂型，通过插入肛门或阴道而给药，以治疗疾病的一种方法。多用于治疗肛门与肠道疾患、阴道与胞宫疾患。

（14）药线疗法：用桑皮纸、丝绵纸或拷贝纸蘸药或内裹药物后，插入病变部位，用以治疗疾病的一种方法。主要用于痈疽疮疡、流痰、癌瘤等的治疗。

（15）结扎疗法：用"线"结扎或缠扎，使病变部位经络阻塞，气血不肠，渐至脱落坏死，再经创面组织的修复，而达到治疗目的的一种方法。适用于痔核、息肉、赘瘤、赘疣、毒蛇咬伤、脱疽等。

（16）整复疗法：通过手法或以手法为主，并借助器械，使移位的筋骨恢复其原来的位置，以治疗筋骨损伤的一种方法。本法分诊断与治疗两个部分，即首先通过触摸伤处及 X 线诊断筋骨损伤的部位与程度，然后运用手法使其复位。适用于骨折、脱位和伤筋。

（17）夹板固定疗法：用扎带或绷带把木板、竹板或塑料制成的夹板固定在骨折已经复位的肢体上，以促进骨折愈合的一种方法。适用于各类骨折。

5. 饮食疗法 应用具有药理作用的食物，或用药物和食物一起烹制成食品，用以防治疾病的方法。可细分为食疗、药膳、药饭、药粥、药酒、药茶等。

6. 意念疗法 根据中医学的形神理论和情志学说，通过语言开导、自我暗示或他人暗示、音乐歌舞等手段调节精神情志，以起到治疗疾病的目的。至今，气功、针刀疗法、手疗等方法逐渐流行，受到一定的欢迎。

第三节 西医学诊疗知识

一、西医诊断学知识

（一）西医诊断学的方法

西医诊断疾病的方法，主要有以下几种：

1. 问诊（症状） 是通过对患者和有关人员的系统询问而获取病史资料的过程。主要的方法围绕症状进行。作为一般公众，其去看病或认为自己有病的主要依据是自我感觉不好，有相关症状，才会主动就诊。症状是患者病后对机体生理功能异常的自身体验和感觉。如瘙痒、疼痛、胀闷、恶心和眩晕等。症状是问诊的重要组成部分，对作出初步诊断或印象，可发挥重要作用。

问诊内容包括：发热、水肿、胸痛、便秘、腹泻、头疼、尿频等。

2. 体格检查（体征） 体格检查是医生用自己的感官或传统的辅助器具（听诊器、叩诊锤、血压计、体温计等）对患者进行系统的观察和检查，揭示机体正常和异常的临床诊断方法。体征是体格检查得出的结果，是患者的体表或内部结构发生可察觉的改变，如皮肤黄染、肝脾肿大、心脏杂音等。体征对临床诊断的建立可发挥主导的作用。

检查方法包括：视诊、触诊、叩诊、听诊、嗅诊。

内容包括：一般检查、头、颈、胸、腹、生殖器、肛门、直肠、脊柱与四肢、神经系统检查、全身体格检查。

3. 辅助检查（实验检查及器械检查） 实验检查是通过物理、化学和生物学等实验室方法对患者的血液、体液、分泌物、排泄物、细胞取样和组织标本等进行检查，从而获得病原学、病理形态学或器官功能状态等资料，结合病史、临床、症状和体征进行全面分析的诊断方法。

当实验检查结果与临床表现不符时，应结合临床慎重考虑或进行必要的复查。实验室检查偶尔阳性或数次阴性所得结果，均不能作为肯定或否定临床诊断的依据。

器械检查是指如心电图、肺功能和各种内窥镜等的检查，以及临床上常用的各种诊断操作技术等，这些检查在临床诊断疾病时，亦发挥重要的作用。

上述检查因不能独立于临床症状体征之外，仅是诊断的辅助资料，故又称为辅助检查。

西医诊断就是最后综合分析症状、体征、辅助检查的资料，对疾病作出诊断。

（二）西医诊断学的目的和要求

西医诊断的目的是诊断疾病，要求必须达到定位、定性的标准。定位即是搞清疾病所在的位置——具体的器官，如心脏、肝脏、牙齿、皮肤。定性即搞清病变的性质，如急性还是慢性，是炎症还是肿瘤，肿瘤是恶性还是良性。两个问题全部搞清，诊断即完成。

二、西医的治疗方法

西医的治疗方法，如药物、手术，这些都是大家所熟悉的，而且由于方法简单、直白，而不像中医那么复杂，故不做详细介绍，有需要者可参考相关专业书籍。

第四节　中西医诊断在临床上的地位

西医的诊断目的是对疾病解剖结构的定位定性，而中医则是辨病辨证。虽然中医的辨证对了解人体整体的气血盛衰状况有独到的优势，然而就目前而言，国内外合法的诊断结果是西医的定位定性诊断（相对客观、可重复），而中医辨证则主要作为使用中药的指导。这是由于历史发展的局限性以及中医自身理论体系的相对特殊性所造成的。一位中医师，面对诊断为不同疾病的十个病人，未必能得出十个不同的中医证型，也许仅能得出七八种，甚至两三种！而同一个病人，由十个中医大夫辨证，往往能得出七八个，甚至十个不同的证型结果！由此可见，中医的辨证带有较大的医者主观性，主要取决于医者掌握的医学理论以及临床经验多寡。因此，中医辨证较难达成统一的、客观化的标准，进而无法相对统一的用药施治。自然，中医辨证结果无法得到法律上实质性的认可。尽管如此，中医辨证结果对于气色形态罐诊罐疗法还是有其不可忽视的意义。不仅可以通过中医证型判断患者目前脏腑的气血阴阳寒热虚实状态，借以调整日常生活起居、饮食宜忌等，还可以指导罐疗中具体施治方法，包括拔罐手法、拔罐部位选择等。这些，都不是西医诊断结果可以替代得了的！

第四章 对人体脊背部的认识

脊背部是进行气色形态罐诊罐疗技术操作的主要部位。因此，学习和了解气色形态罐诊罐疗对脊背的特殊认识，了解现有中医学及西医学对脊背部的认识，对于学好用好罐诊罐疗是十分重要的事情。

第一节 中医学对脊背部的认识

经络是人体运行气血、联络脏腑、沟通表里、贯穿上下、调节躯体筋骨和人体各部分的通路。经络畅通则气血调和，肢体强健，骨节灵活，脏腑功能正常；经络阻塞，则气血失和，肢体受损，骨节不利，脏腑功能失常。脊柱位于人体后正中，贯通上下。五脏六腑、十二经脉、奇经八脉及络脉、经筋、皮部与大脑之连属，必须通过背俞，经冲脉联络，会于督脉，由督脉统帅，会于髓海——脑。然后，在大脑的指挥下，有条不紊地工作：协调阴阳，稳定脏腑，保持机体的高度统一，使人适四时之变，应劳作之动。由于督脉行于脊柱内，所以脊柱结构和功能的正常，是督脉通畅无滞的基础，是大脑与五脏六腑、十二经脉、奇经八脉及络脉、经筋、皮部相互沟通的根本保证。

脊背与整个经络系统均有联系，而与督脉、冲脉、足太阳膀胱经、足少阴肾经等关系最为密切。

一、督脉

督脉起于小腹内，下出于会阴部，向后行于脊柱内，上达项部（风府），进入脑内，上行巅顶，沿前额下行鼻柱，至上唇唇系带处。诸阳经都相互与督脉交会。所以，督脉有"阳脉之海"之称，具有调节诸阳经经气的作用。

二、冲脉

冲脉起于小腹内，与足少阴肾经并行，上至目下，能含蓄十二经脉的气血，为总领诸经气血的要冲，所以有"十二经脉之海"、"血海"之称。根据《内经》、《难经》、《针灸甲乙经》的记载，冲脉分为三只：一支沿腹腔后壁循脊柱上行与督脉相渗透，至第一颈椎处入脑；一支沿腹腔前壁挟脐上行，散布于胸中，再向上行，经喉，环绕口唇，灌注五官及脑；一支下出会阴，沿股内侧下行至大腿远端，斜向后进入腘窝中，并转向前下方沿胫骨内缘下行至内踝后面，跟骨上缘。至此又分为两支，一支向下沿足少阴肾经至足心，另一只向前别出，沿足背进入大趾间。学者阎崇德《经络中枢论》认为："冲脉起于胞中，上循脊里"。其上循路线，相当于华佗夹脊穴一线，即沿脊旁五分上行，乃解剖学上椎间孔位置，神经伸出处。

三、足太阳膀胱经

足太阳膀胱经起于目内眦，上额交会于巅顶。

巅顶部的支脉：从头顶分出到耳上方。

巅顶部直行的脉：从头顶入里联络于脑，回出分开下行项后，沿着肩胛部内侧，夹着脊柱到达腰部，入脊旁肌肉进入体腔，联络肾脏，属于膀胱。

腰部的支脉：向下夹着脊柱，通过臀部，进入腘窝中。

项部的支脉：通过肩胛骨内缘直下，经过臀部下行，沿着大腿外后侧，与腰部下行的支脉会合于腘窝中，从此向下，通过腓肠肌，出于外踝的后面，沿着足外侧，经第5跖骨粗隆，至足小趾外侧端，与足少阴肾经相接。

四、足少阴肾经

足少阴肾经起于足小趾下，经下肢内侧上行通向脊柱，属于肾脏，联络膀胱，还出于前，沿腹中线旁开五分、胸中线旁开二寸到达锁骨下缘。其内行经脉通过肝入肺络心，与手厥阴心包经相接。

第二节　西医学对脊背部的认识

一、脊柱解剖

幼年时，脊柱由32块或33块椎骨组成，分为颈椎7块，胸椎12块，腰椎5块，骶椎5块，尾椎3~4块。成年后5块骶椎合成1块骶骨，3~4块尾椎合成1块尾骨。脊柱的前面、后面及侧面参见图4-1。

椎骨由前方的椎体和后方的椎弓组成。

椎体是椎骨负重的主要部分，内部充满松质，表面是密质。椎体后面与椎弓共同围成椎孔。各椎孔贯通，构成容纳脊髓的椎管。

椎弓是弓形骨板，紧连椎体的缩窄部分，称椎弓根。椎弓根的上、下缘各有一切迹。相邻椎骨的上、下切迹共同围成椎间孔，有脊神经和血管通过。两侧椎弓根

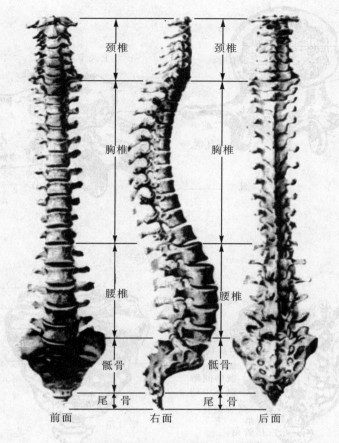

颈椎　颈椎

胸椎　胸椎

腰椎　腰椎

骶骨　骶骨

尾　骨　　尾　骨

前面　　　　右面　　　　后面

图 4-1　脊柱的前面、后面、右面观

向后内伸展，称椎弓板。由椎弓发出 7 个突起，分别为：1 个棘突，伸向后方或后下方。1 对横突，伸向两侧。2 对关节突，在椎弓根与椎弓板结合处分别向上方、下方突起，即上关节突和下关节突。

胸椎、腰椎、骶椎及尾椎的形态分别参见图 4-2、图 4-3、图 4-4。

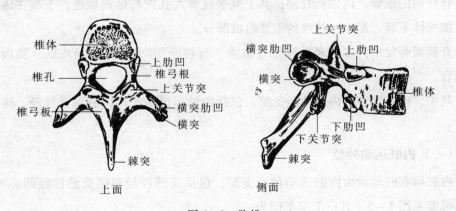

椎体

椎孔

椎弓板

上肋凹
椎弓根
上关节突
横突肋凹
横突

棘突

上面

横突肋凹
横突

上关节突
上肋凹

椎体

下肋凹
下关节突

棘突

侧面

图 4-2　胸椎

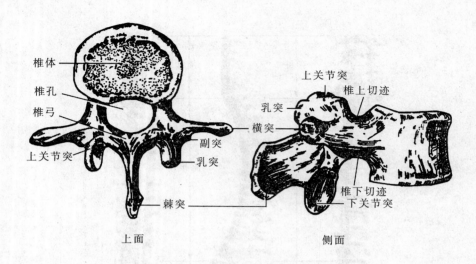

图 4 - 3 腰椎

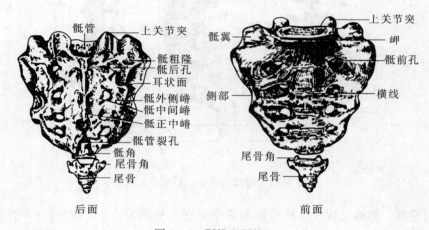

图 4 - 4 骶椎和尾椎

二、脊背内脏神经解剖及生理

脊柱内的椎管，内含有脊髓，其上端平枕骨大孔处与延髓相连，下端在成人平第 1 腰椎体下缘，是中枢神经的重要组成部分。

脊髓两旁发出许多成对的神经（称为"脊神经"）分布到全身皮肤、肌肉和内脏器官。

其中，内脏器官由内脏神经支配，包括内脏运动神经和内脏感觉神经。现分述如下：

（一）内脏运动神经

内脏器官的运动由内脏运动神经支配，包括交感神经和副交感神经两类神经，具体可参见图 4 -5。其解剖学基础为：

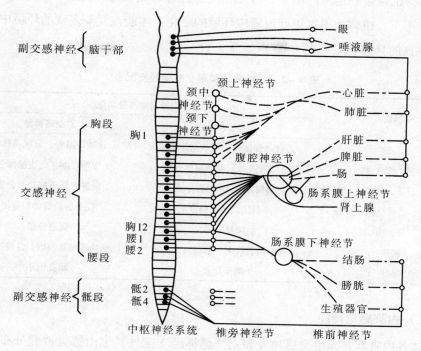

图 4 – 5　交感神经系统和副交感神经系统颁示意图

注：实线表示节前纤维，虚线表示节后纤维

1. 交感神经　脊髓的侧角细胞发出交感神经节前纤维，经脊神经前根、脊神经干、白交通支、交感干到相应的交感神经节换元，然后发出交感神经节后纤维，分别分布到所支配的器官，包括头颈部、躯干和四肢的血管、汗腺和竖毛肌及各大内脏器官，如心、肺、肝、胃、大肠、肾、膀胱、生殖器等。

2. 副交感神经　副交感神经的节前纤维由位于脑干内的副交感神经核和脊髓骶部第 2～4 节段灰质的副交感神经核细胞发出，行至睫状神经节、下颌下神经节、翼腭神经节、耳神经节及其他副交感神经节处换元，然后发出副交感神经的节后纤维，分别分布于瞳孔括约肌、睫状肌、面部各腺体（泪腺、鼻腔、口腔以及腭黏膜的腺体、下颌下腺、舌下腺、腮腺）以及胸、腹、盆腔脏器等。

交感神经和副交感神经都是内脏运动神经，常共同支配一个器官，其作用既互相拮抗又互相统一。例如：当机体运动时，交感神经兴奋增强，副交感神经兴奋减弱、相对抑制，于是出现心跳加快、血压升高、支气管扩张、瞳孔开大、消化活动受抑制等现象。这表明，此时机体的代谢加强，能量消耗加快，以适应环境的剧烈变化。而当机体处于安静或睡眠状态时，副交感神经兴奋加强，交感神经相对抑制，因而出现心跳减慢、血压下降、支气管收缩、瞳孔缩小、消化活动增强等现象，这有利于体力的恢复和能量的储存。可见在交感神经和副交感神经互相拮抗、又互相统一的作用下，机体才得以更好地适应环境的变化，才能在复杂多变的环境中生存。此两者各自的具体功能见表4－2。

表4－2　交感神经和副交感神经支配表

器官	内脏运动神经功能	
	交感神经	副交感神经
心脏	心跳加强加快，冠状动脉扩张	心跳减弱减慢，冠状动脉收缩
主支气管、肺	支气管扩张，抑制腺体分泌	支气管收缩，促进腺体分泌
胃、小肠、盲肠、升结肠、横结肠	抑制胃肠道蠕动和分泌	促进胃肠道蠕动和分泌
降结肠、乙状结肠、直肠	抑制肠道蠕动和分泌	促进肠道蠕动和分泌
肝、胰	抑制分泌	促进分泌
膀胱	膀胱三角肌收缩，尿道内口关闭	膀胱逼尿肌收缩，促进排尿
眼球	瞳孔开大	瞳孔缩小

（二）内脏感觉神经

人体各内脏器官除由交感神经和副交感神经支配外，也由感觉神经分布。内脏感受器接受来自内脏的刺激，内脏感觉神经将其变成神经冲动，并将内脏感觉冲动传到中枢，中枢可直接通过内脏运动神经或间接通过体液调节各内脏器官的活动。

内脏感觉神经元的细胞体位于脑神经节和脊神经节内，其周围突随交感神经和副交感神经分布于内脏器官，中枢突进入脊髓和脑干，分别止于脊髓后角和脑干内。

内脏感觉纤维一方面与内脏运动神经元相联系，以完成内脏－内脏反射；或与躯体运动神经元联系，形成内脏－躯体反射；另外，可经过较复杂的传导途径，将冲动传导到大脑皮层，形成包括嗅觉、味觉，及其他全部心、血管、腺体和内脏的感觉。

三、脊髓的血液供应

（一）动脉

脊髓的动脉有三组

1. 脊髓前动脉　是左右椎动脉在即将汇合成脑基底动脉前的各自分支，沿前下方走向，在近髓腹侧汇合成的一条血管，沿脊髓前正中裂纵行，提供脊髓前的血液，脊髓边缘部由软脊膜的穿通支供应。

2. 脊髓后动脉　有的直接来源于椎动脉，有的则来自小脑后下动脉，左右不汇合，沿后外侧沟下行，与后根动脉共同供血于后索和侧索的浅部及灰质后柱的大部。

脊髓的前后动脉，仅供应颈部中上段脊髓，通常止于第 4 或第 5 颈节。三条动脉在下行时靠根动脉（脊神经的前、后根动脉）来加强。根动脉是椎间动脉（节段动脉）中间支的分支，其大小差别很大，有的仅供应脊神经和脊膜，故不是所有的根动脉与脊髓前、后动脉相通连而供应脊髓。

3. 椎间动脉（节段动脉） 发自颈深动脉、椎动脉、肋间动脉、腰动脉和骶正中动脉，在颈部是来自颈深动脉和椎动脉，故椎动脉是颈脊髓的主要供血者，这就是椎动脉型颈椎病既有脑干症状，又有颈脊髓缺血表现的解剖学基础。

（二）静脉

脊髓的静脉分布大致与动脉相似。前根静脉和后根静脉接受脊髓表面静脉丛的血液回流。后根静脉，在脊髓后方中部和后外侧沟部，其上、下分支与相应分支吻合，形成一条脊髓后正中静脉和左右各一条脊髓后外侧静脉。前根静脉，在脊髓前方上、下分支，与相应分支吻合成脊髓前正中静脉和左、右脊髓前外侧静脉，环绕脊髓，有静脉丛和静脉窦，与各纵行的静脉干吻合通连。后根静脉接受脊髓后索、后柱和一部分侧索的静脉血。前根静脉接受前索和前柱内侧部的静脉血。前柱外侧部、侧柱和侧索的静脉血，则回流到静脉窦。脊髓的静脉血，通过椎间静脉进入椎静脉甚至进入颈深静脉。颈椎病可因脊髓静脉受压造成血液回流受阻。

第三节 气色形态罐诊罐疗对脊背部的认识

临床实践发现，人体的主要脏器和器官（解剖概念上的），在脊背部均有对应的反应区。气色形态罐诊罐疗法认为，通过对经特殊罐具吸拔反应区后产生的罐印的气、色、形态进行观察，可以判断人体健康状态，得出中西医两种医学理论体系的诊断结果。通过对这些反应区的拔罐刺激，可以达到调节该脏器和器官的作用。

第五章　气色形态罐诊罐疗的机制

第一节　气色形态罐诊理论

一、相

望气色诊病是中医首要的诊断方法，在《黄帝内经》中就明确提出："善诊者，察色按脉，先别阴阳"（《素问·阴阳应象大论篇》），是该经典首倡的中医诊断方法。该书多次论及望色诊病的重要性，并单列《五色》篇。中医的另一部典籍《难经》更是直指，中医望诊就是望色！中医有望、闻、问、切四诊，根据其提倡程度依次排列，《难经·六十一难》中："望而知之谓之神，何谓也？"，"望见其五色而知其病"。

也就是说，中医典籍认为：中医望色诊病是中医首倡的诊断方法，中医望诊主要是指望色诊病。

那么内脏的疾病是通过什么路径到达体表部位，从而让我们看到其气色形态的变化呢？

《素问·皮部论篇》云："皮者，脉之部也，邪客于皮则腠理开，开则邪入客于络脉，络脉满则注于经脉，经脉满则入舍于府藏也，故皮者有分部，不与而生大病也。"又云："凡十二经脉者，皮之部也。是故百病之始生也，必先于皮毛……"说明病邪由外入内的基本规律。即外邪经皮→络→经→腑至脏，是疾病的基本传变次序。

反之，病从内生，必显形于外。因为经络内属脏腑，外络肢节，所以，内脏的病变也可表现于皮部，通过皮部的变化可诊断内生的疾病。故《灵枢·本脏》云："视其外应，以知其内脏，则知所疾矣。"说明百病之始生，无论内因或外因所致者，皆可从诊察皮部的异常变化而知其内外也。如前所言，首要观察皮部之五色，以知疾病所在部位和性质，正如《素问·皮部论篇》云："其色多青则痛，多黑则痹，黄赤则热，多白则寒，五色皆见，则寒热也；络盛则入客于经，阳主外，阴主内。"此外，脏腑经络的病变，在皮部还有以下病理改变的反应。从触诊（触摸皮肤）而知温凉、润燥、滑涩、厚薄、粗细、坚柔、凹凸，或如筋、如索、如洁、如珠、如黍、如小锤、如横木等；从询问而知酸、麻、痛、胀、木、沉、坚、紧、温、凉、血、肿，或气行如发弩（电击式）、如蚁行、如蠕动、如水流、如气窜、如热流、如凉流等反应。由此说明，通过视诊、触诊、问诊而能了解疾病的所在部位和性质，为诊疗疾病提供了理论依据。

历史在发展，人类的研究也在持续的深入。《内经》奠定了中医望色诊病的理论，但研究发现，其提倡的以望面部颜色为主的方法从现代循证医学的角度没有得到多少支持。

从解剖学角度来看，望面色诊病无法操作，请看如下内容：

皮肤由表皮和真皮组成，表皮是上皮组织，真皮是结缔组织。在皮肤中有由表皮衍生的毛发、指（趾）甲、皮脂腺和汗腺等，合称为皮肤的附属器。皮肤的下面为皮下组织或称浅筋膜。将皮肤与深层组织联系，见图 5 - 1。

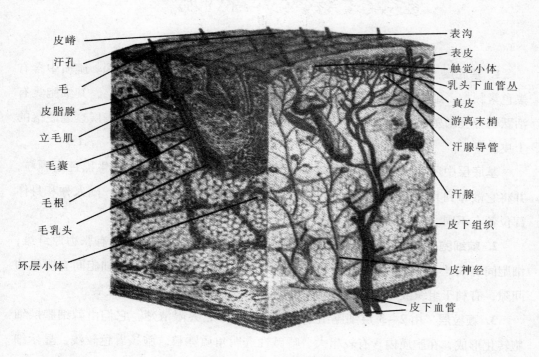

图 5 - 1　皮肤的结构

表皮位于皮肤最表层，属于复层扁平上皮。根据上皮层中细胞分化程度和形态结构特征可将表皮从内向外分五层：基底层、棘细胞层、颗粒层、透明层和角化层。见图 5 - 2。

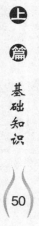

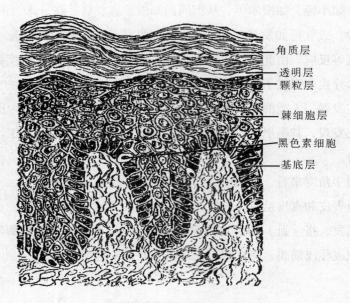

角质层

透明层
颗粒层

棘细胞层

黑色素细胞

基底层

图 5 - 2　表皮的结构

1. 基底层　为一层低柱状细胞，胞核呈圆形或卵圆形，染色较深。胞质中含有黑色素颗粒。细胞基部发出细小的凸起伸入基膜。基底层又称生发层，其细胞具有活跃的分裂增殖能力，不断产生新的细胞，并向浅层推移，以补充表层衰老脱落的上皮。

基底层中还有一种单个存在的黑色素细胞，胞质有凸起，能产生黑色素颗粒，并将它散布到其他细胞内。皮肤颜色的差异主要取决于色素的多少，随人种和身体部位各有不同。

2. 棘细胞层　位于基底层上面，细胞较大，呈多边形。胞质内有张力原纤维，细胞间有细丝状的细胞间桥相连接。棘细胞层可有 5～10 层细胞，细胞间有明显的间隙，有利于组织液通过。棘细胞层已失去分裂能力而向角化阶段发展。

3. 颗粒层　由 2～3 层细胞组成，细胞呈梭形，界限清楚。它们由棘细胞层细胞转化形成，在胞质内含有较粗大、嗜碱性透明角质颗粒。胞核着色较浅，显示细胞趋向于萎缩退化。在薄皮肤内，此层不明显。

4. 透明层　由颗粒层转化而成，约有 3～4 层扁平细胞，胞质透明呈嗜酸性，内含有折光性强的角母蛋白。透明层由透明角质颗粒溶化而来。此层内细胞的间隙消失，细胞界限及胞核均不清楚。此层只在手掌和足底部的皮肤较明显。

5. 角质层　是表皮的最外层。此层的厚度各处不同。在头皮和腹部等处的薄皮肤，角化层只有数层；但在厚皮肤，如足跟的皮肤，角化层达数十层。角化层细胞的轮廓虽然仍可显示，但胞核已消失，胞质内充满角蛋白，成为充分角化的长而扁的细胞。角化层表层的细胞不断脱落，脱落的上皮呈薄而透明的鳞片状，故又称为鳞状上皮。

显然，我们正常状态下，只可以看到皮肤的表皮，而表皮的颜色是由基底层的黑色素细胞显现。因上面尚有四层，只有有透明层的部位的皮肤我们才可以看到。解剖学研究发现，只有在手掌、足掌的皮肤此层明显，也就是说：只有在手掌、脚掌才可以看到皮肤颜色。

面部无法看到，因此面诊看面部的颜色基本都是表皮最外层即角化层的东西，大部分是日光照射所致，与健康相关性不大。

因此，古代的论述，由于历史的局限性，未必全是真理！现代的临床和其他研究至今也未发现面部气色诊病的价值。

在手掌、脚掌中，因为脚掌负重等原因，容易有老茧，手是最容易观察气色的地方，所以我们研究出的气色形态手诊，实践证明具有较大的临床使用价值。

而我们现在讨论和介绍的气色形态罐诊，是以背部特定部位为观察对象。显然，正常情况下与面部皮肤一样，无法观察其气色形态。而我们采用特殊的罐具吸拔，可以将皮下的气色形态吸拔至皮肤表面进行观察，这就是气色形态罐诊的道理。

也就是说，拔罐为什么可以拔出颜色，是因为我们身体的皮肤表皮下就有黑色素细胞和黑色素颗粒，正常情况下由于拔罐部位的身体皮肤透明层不明显，所以我们看不到。通过罐的吸拔，可以清楚的观察到这些细胞。正如我们的屋子，屋内有东西，如果不打开窗户，或透过玻璃，身处屋外的我们无法看到屋内的物品；但若打开一扇窗，就可以观察到。

二、位

为什么经过吸拔后的脊背部的特定部位，能够反应出相应的内脏功能盛衰状态呢？下面从中医、西医、全息论的认识分别论述。

（一）中医经络理论依据

气色形态罐诊法的位，根据中医经络理论，相当于督脉和足太阳膀胱经在脊背部的循行部分。

督脉有"阳脉之海"之称，既可统领周身之阳气，又与肾相联络而统摄真阳。人身各部位阳气的盛衰变化均与督脉阳气的变化相关，督脉阳气的通达与充盈，是人类生命活动的根本保证。《素问·生气通天论篇》曰"阳气者，若天与日，失其所，则折寿而不彰"。明·张景岳言："人之所以通体能温，由于阳气；人之所以有活力，由于阳气；五官五脏之所以变化无穷，亦无不由于阳气"。说明人身阳气对于人的生老病死过程起着重要的作用。由此可见，督脉作为阳气的统帅，决定着人体生命的全过程。所以《庄子·养生篇》直接了当地说："缘督以为经，可以保身可以全生可以养亲可以尽年"。《素问·脉要精微论篇》则从病理角度谈论了督脉循行的脊柱发生病变对人体脏腑，尤其是先天之本——肾脏功能的影响："背曲肩随，府将坏矣；转摇不能，肾将惫矣；膝屈伸不能，行则偻附，筋将惫矣"。可以认为，由于脊柱某一或某些部位偏离了正常位置，使督脉气血不得通畅，造成总督一身之阳的督脉正气不足，统摄无权，相应的使某些脏腑经络气血功能失调，产生各种各样的疾病。

另一条与位关系紧密的足太阳膀胱经，其循行于脊柱旁第一侧线上，即距离脊柱后正中线1.5寸的那条线，其上分布着五脏六腑的俞穴，是五脏六腑之气输注于背部的处所，可以称为膀胱经背俞穴段。由于背俞穴与脏腑的特殊联系，当背俞穴出现各种异常反应，如结节、条索状物、压痛、陷下、丘疹等，往往能够反映相关脏腑的异常，因此可以用来诊断脏腑的疾患。

因此，气色形态罐诊法的位所对应的督脉和足太阳膀胱经的位置，都与五脏六腑肢节的气血盛衰状态紧密联系。结合先前论述的中医色诊和皮部理论，通过观察经特殊罐具在脊背部相应部位吸拔后产生罐印的气、色、形态，可以诊断相关的疾病。

（二）脊柱解剖学病理生理特点

从西医解剖学的角度来看，气色形态罐诊法的位（即反应区），都在脊背部，其中大多数位于除颈椎以外的脊柱上。

脊柱是人体的支柱，依靠椎间盘、肌肉、韧带、关节囊来维持其稳定，并与上述软组织共同构成一个脊柱平衡系统。

脊柱的正常生理活动是在肌肉舒缩的推动和椎间盘、韧带、小关节的稳定作用下来完成的。当以上各个组织成分发生异常时，都可使脊柱的平衡功能失调。其中最常见的结构性改变为骨错缝，是指脊柱关节的不完全脱位，即关节本身有轻微的排列异常，但关节面仍保持接触。骨错缝实际上是一种脊柱关节解剖结构、力学和生理关系的改变，是由于外力使关节的一部分韧带损伤而致关节移位。移位的关节可使一部分未断的韧带受到牵拉而发生紧张，韧带的弹性可将脊柱关节交锁在一个不正常的位置。因为脊柱上的每一块椎骨都通过内脏神经这一枢纽，紧密联系着对应的脏器和器官。若脊柱正常的解剖生理关系受到破坏，其所关联的内脏神经系统自然受到影响，进而导致相应组织器官发病。故骨错缝不仅可引起脊柱相应部位出现症状，也可直接刺激内脏神经影响内脏器官。例如，支配胃的神经有交感神经与副交感神经。节前纤维发自脊髓 C8 ~ L3 节段的中间带外侧核，经前根、脊神经和白交通支进入交感干后，有三种去向：①终止于相应的椎旁节；②在交感干内先上升或下降一段距离，然后终止于上方或下方的椎旁节；③穿过椎旁节，离开交感干，组成内脏大、小神经至椎前节换神经元。节后纤维随腹腔干分支至胃壁。交感神经兴奋时，抑制胃的分泌与蠕动，增强幽门括约肌的张力，并使胃的血管收缩。当脊柱小关节错位时，刺激或压迫支配胃的交感神经，令交感神经兴奋性增强，使胃肠蠕动减弱，血管收缩，胃壁组织持续缺氧，营养发生障碍，引起胃黏膜慢性炎症。再如，胸椎小关节紊乱，刺激肋间神经感觉纤维，脊髓后根传入纤维、支配心脏及主动脉的感觉纤维、支配气管与支气管及食管的迷走神经的感觉纤维、或膈神经的感觉纤维等，均可引起胸痛、胸闷。

脊柱结构的改变导致人体内脏功能的改变，进而出现相关的症状。反之，内脏功能的改变也可影响脊柱的结构。因为人体的各个组织器官都要通过神经与脊柱发生联系，内脏器官有病变也会在脊柱上有所表现，即肌肉反射性的舒缩功能的改变以及脊柱周围血管、韧带、关节囊等发生适应性的调节，进而导致拔罐后罐印的改变。

因此，无论是脊柱及周围软组织结构的改变引起了内脏功能的改变，还是内脏功能改变引起了脊柱及周围软组织结构的变化，都可以导致气色形态罐诊法的"位"上罐印的气、色、形态发生改变。并且，由于椎骨－内脏神经－内脏在解剖学上的对应性，不同"位"所处的位置关联着不同的内脏神经，所以能够反应各自相关的脏器和器官的健康状况。

第二节　气色形态罐疗理论

气色形态罐疗法为什么可以保健身体、治疗疾病呢？

一、经络理论中的皮部理论

拔罐疗法是通过施治于人体之体表皮肤来达到治病的目的。

《素问·皮部论篇》云："欲知皮部以经脉为纪者，诸经皆然。""凡十二经脉者，皮之部也。"说明，皮部者，皆本源于十二经脉，是诸经在外之应也。一身之皮部，分为十二部。《素问·皮部论篇》说："皮有分部，脉有经纪……其所生病各异，别其分部，左右上下、阴阳所在、病之始终……故皮者有分部。"人体，本十二经脉连接内外，贯穿一体。每经各有其循行分布区域所属，故经脉之外应必有十二皮部。所以十二皮部的划分是以十二经脉的循行分布为依据的。即十二经脉都各有分支之络，这些络脉浮行于人体体表皮部。因此十二皮部也就是十二经脉的反应区，脏腑经络的病变，可以在人体相应的皮部反映出来，如面部是肺胃经的皮部；胁部为肝胆经的皮部等。

针灸医家在应用经络诊治疾病时，重点是取相应经脉的穴位，而拔罐疗法则重在穴位的皮部。同穴位一样，皮部代表的并不是一个点，而是一定范围内的一个立体的部位。人体患病时，穴位所在位置也往往发生变化。对于"穴"随着身体状态变化而变换位置，称为穴的变动。但这样的变动很少会离开相应的皮部，一般是在该经相应的皮部范围内变动，加之拔罐疗法作用面积大，往往不是一个穴位，而是几个腧穴的综合效应，所以穴位即使变动，也离不开拔罐的范围。有医者认为："皮部是拔罐疗法的着眼点"，其道理主要在于此。

通过气色形态罐诊法，可以观察到脊背部督脉与膀胱经循行路线上对应的皮部罐印的气、色、形态，判断出机体脏腑气血功能失调情况，进而确定拔罐选取的部位，包括反应区和腧穴。从中医经络学角度而言，一个反应区实际上是包含了 1~3 条经络上的数个腧穴的具有特殊诊断意义的区域。由于反应区能直接反应内在脏器和器官的气血盈亏状况，所以对反应区的拔罐调理，往往能起到事半功倍的效果，不容忽视！

中医学认为，拔罐通过对位于体表的皮部的负压吸引刺激，可以达到如下的作用：

（一）调整阴阳

人体的生命活动，是由于阴阳双方保持着对立统一的关系的结果。正是这种"阴平阳秘"、"阴阳调和"，才保持了人体各组织器官，脏腑的正常生理功能。如果因某种原因使阴阳的平衡遭到破坏，就会使机体发生疾病，出现"阴盛则阳病，阳盛则阴病"以及"阳盛则热、阴盛则寒"，"阳虚则寒"，"阴虚则热"的各种病理变化。可见阴阳失调是疾病产生的根本原因，所以调理阴阳，恢复阴阳的平衡，就成为治疗的关键。拔罐疗法调整阴阳的作用，一方面是通过经络腧穴的配伍作用，另一方面是通过与其他方法配合应用来实现的。例如：拔关元穴可温阳祛寒；拔大椎穴可以清泄阳热。再如脾胃虚寒引起的泄泻，可取足阳明胃经和足太阴脾经的穴位，及背部俞穴天枢、足三里、脾俞、胃俞等，并在拔罐前后配合灸法，以温阳散寒。肝阳上亢或肝火上炎而引起的项背痛、头痛、高血压等，则可取大椎穴，用三棱针刺出血后加拔罐，以清泻肝之阳热。诸如此类，通过拔罐治疗，使机体的阴阳之偏盛、偏衰得以纠正，机体功能达到新的平衡。

（二）祛邪扶正

中医学认为，疾病的发生关系到人体正气和邪气（致病因素）两个方面。正气是指人体的功能活动和其抗病能力，邪气则是泛指各种致病因素，如外感六淫、痰饮、瘀血以及跌仆损伤等。正邪双方消长的变化，关系着疾病的进退，若邪气消退，则正气增长，正能胜邪而病愈；若邪气增长，则正气衰退，正不胜邪而病恶化。随着邪正双方的变化，疾病表现出两种不同的病机和证候，即《素问·通评虚实论篇》所言"邪气盛则实，精气夺则虚。"对于治疗，《素问·三部九候论篇》指出："……实则泻之、虚则补之，必先去其血脉，而后调之……"。这就是说，在临床治疗疾病时，应按着"实则泻之、虚则补之"的法则进行，但应当先泻去脉中的邪气，而后再调其虚实。而拔罐疗法的主要作用，就是拔除各种内外邪气，包括风、寒、暑、湿、燥、火六淫以及痰饮、瘀血、食积等，使邪去而正安。同时其还有扶助正气的作用。前者主要是通过各种拔罐方法来实现，后者则主要依靠经络腧穴和配合其他疗法来实现。例如：由风、寒、湿邪而引起的痹证，可在疼痛局部（阿是穴）或脊柱两侧，行刺络拔罐，使病邪除，气血得以正常濡润而病痛愈。临床实践证明，刺络拔罐法祛邪作用最佳。具有逐瘀化滞、解闭通结之功，可疏通经络中壅滞的气血。此法与《内经》中"菀陈则除之者，出恶血也"的经旨相吻合。再如脾胃虚寒性胃痛治疗则应以扶正为主，可选用上腹部及背部俞穴，行拔罐治疗。

（三）疏通经络

人体的经络内属于脏腑，外络于肢体，纵横交贯，遍布全身，将人体内外、脏腑、肢节联成为一个有机的整体，具有运行气血，沟通机体表里上下和调节脏腑功能活动的作用。若经络气血功能失调，破坏了人体的正常生理功能，就会产生种种病变。可见经络气血失调是疾病产生的又一重要原因。如临床上常见的阿是穴（一按即感疼痛，无定位，随处皆可出现），即主要由气血凝滞不畅所引起。拔罐疗法根据经络与脏腑在生理、病理上的相互影响的机制，通过对经络、腧穴的负压吸引作用，在脏腑经络气血凝滞或经脉空虚时，引导营卫之气复来输布，鼓动经脉气血，濡养脏腑组织器官，温煦皮毛；同时使功能弱的脏腑功能得以振奋，鼓舞正气，加强驱除病邪之力，从而使经络气血恢复正常，疾病得以祛除。临床常用的循经拔罐法，走罐法及刺络（刺血）拔罐法等，均有明显的此项功能。

除拔罐疗法外，中医尚有很多治疗方法是通过皮部实现其作用的，比如针刺、艾灸、按摩、药物贴敷、熏洗熨擦等。但拔罐疗法比其他方法更依附于皮部，拔罐后的瘀斑、渗出物，往往要几天后才吸收，对皮部形成一个持久的良性刺激，有效地达到调营卫、行气血、通经络的治疗作用。如果拔罐疗法配合其他外治方法综合运用，可进一步加强疗效。

二、现代研究认识

对于拔罐疗法治疗疾病的现代原理，国内外学者通过大量的临床观察和借助于现代科学技术手段，进行了许多深入的研究。对其作用机制，综合后大致可归纳为以下几个方面。

（一）机械作用

拔罐疗法是一种刺激疗法。在拔罐时由于罐内空气热胀，继之冷却，压力大降而形成负压（或用其他器具将罐内空气抽出而形成负压），具有相应吸引力，从而使局部组织高度充血，产生刺激作用。对此日本学者黑岩东五先生，利用连续摄影的技术，在负压抽吸装有半罐水的罐体时观察到，人体在拔罐负压吸拔的时候，皮肤表面有大量气泡溢出，这些气泡只能来自血液和局部组织。从上述试验结果和拔罐后出现的局部变化推论：在拔罐时一方面可以吸出气体，加强局部组织的气体交换，另一方面负压使局部的毛细血管破裂，血液溢入组织间隙，从而产生瘀血，出现自身溶血现象，红细胞受到破坏，大量的血红蛋白释出，起到一种良性刺激作用。

为了证实拔罐疗法的作用机制与自身溶血现象的关系，国内学者刘天成等采用在拔罐前后取活体组织做切片检查的方法，通过观察证明了拔罐的确可使局部毛细血管扩张充血，毛细血管增生，同时也可使毛细血管发生通透性变化或破裂，但这种出血是微量的，并且证实其确有溶血现象的存在。

（二）调节作用

首先是对神经系统的调节作用。即由于自身溶血现象，给予机体一系列微弱的良性刺激，此种刺激首先作用于神经系统的末梢感受器，经向心传导，达至大脑皮质，借以调节大脑皮质的兴奋与抑制过程，使之趋于平衡，以加强大脑皮质对身体各部分的调节和管制功能，使患部皮肤相应的组织代谢旺盛，吞噬作用增强，促进机体恢复其功能，使疾病逐渐痊愈。

其次是调节微循环，促进新陈代谢。微循环的主要功能是进行血液－组织间物质的交换。其功能的调整在生理、病理方面都有重要意义，受到中外医家的广泛重视，而拔罐疗法可起到调节毛细血管的舒缩功能的作用。有人曾对 30 例受试者腰部拔罐治疗前后的皮肤温度变化进行测试，结果治疗前皮肤温度的平均值为 33.18℃，治疗后 15 分钟为 34.67℃，较治疗前升高 1.49℃，最高达 3.2℃，经统计学处理 $P < 0.01$，有很显著区别。张氏等采用现代物理学的光谱技术，以人体皮肤局部血红

蛋白变化作为定性和定量指标，对拔罐的作用进行研究，结果表明：拔罐能够使局部组织的血氧状态发生改变，主要是氧合血红蛋白和脱氧血红蛋白的明显增加，并呈现动态变化，即上升到一定高度后较平稳地维持，起罐后有所下降，但仍然维持在一定高度的曲线变化。并且，氧合血红蛋白及脱氧血红蛋白两者关系密切，氧合血红蛋白增加量大大高于脱氧血红蛋白。由此可见，拔罐疗法可调整微循环功能，促进局部血液循环，使局部组织处于高供氧低消耗状态，对局部组织的作用是良性的，极其有利于新陈代谢的改善，而且还能使淋巴循环加强，淋巴细胞的吞噬能力活跃，增强机体抵抗力，从而消除疾病，恢复身体各部的正常功能。

此外，拔罐后由于自身溶血现象，随即产生一种类组织胺的物质，随体液周流全身，刺激各个器官，增强其功能活力，这样就有助于机体功能的恢复。

（三）不同罐法与手法产生的不同作用

走罐法具有与按摩疗法相似的效应，对皮肤可以改善其呼吸和营养，有利于汗腺和皮脂腺的分泌；对关节、肌腱具有增强弹性和活动性，加速周围血液循环的作用。缓慢而轻的手法对神经系统具有镇静作用，急速而重的手法对神经系统具有兴奋作用，可增加肌肉的血流量，增强肌肉的爆发力和耐力，防止肌萎缩。可加深呼吸，增强胃肠蠕动，兴奋支配腹内器官的神经，增进胃肠的分泌功能；可加速静脉血管中血液回流，降低大循环阻力，减轻心脏负担，调节肌肉与内脏血液流量及贮备的分布情况。再如药罐法，在罐内负压作用下，局部毛孔汗腺开放，毛细血管扩张，血液循环加快，药物可被直接吸收，从而发挥药物本身的各种效应等等。如对于皮肤病，其药罐法的局部治疗作用就更为明显。刺络拔罐法以逐瘀化滞、解闭通结为主；针罐结合则因选用的针法不同，可产生多种效应。

第六章　气色形态罐诊罐疗的特点

第一节　拔罐疗法的优点

拔罐疗法，是中医民间疗法中的精华，是中医治疗学的重要组成部分，它具有许多优点，故长期以来，在民间广泛流传和使用，深受群众欢迎。其优点，概括起来主要有以下几方面。

一、适用范围广

拔罐疗法来源于民间，经过长期防病治病实践，再通过历代医家（特别是新中国成立后）的总结、充实和提高，形成罐具多种化、罐法多样化、施术部位广泛的特点，其适用范围不断扩大，能治疾病日益增多。根据古今医学文献记载和笔者的临床实践证明，内科、妇科、儿科、创伤外科、皮肤科、五官科等多学科的大多数疾病都可采用拔罐疗法治疗。凡临床用之得当，都可收到良好的疗效。

二、器械简单

拔罐疗法不需要复杂精密的医疗设备。所用罐具构造也比较简单，有的（如竹罐、兽角罐等）还可自己加工制作，且取材方便。或所需辅助医疗用品和药物，多能就地取用，比较方便。也可用家庭日用玻璃茶杯、空玻璃罐头瓶、陶瓷茶杯、竹米桶等等代替罐具。

三、简便易行

拔罐疗法比较容易学，即使是没有文化的农村老太太也能学会，用于家庭互疗或自疗比较简便。当然若具有中医学功底，了解和掌握脏腑经络知识，则选拔部位更准确，治疗范围更广，效果更佳。

四、见效快、疗效高

拔罐疗法，不管是用于急性疾病，还是慢性疾病都有良好的疗效。一般只需治疗1~2次，病就好了，即使顽固性慢性疾病，只要多治疗几次也能见效。所以拔罐疗法的治疗效果是不可低估的，而且见效快，疗效高。

五、经济实惠

本疗法的最大特点是不花钱或少花钱就能治好病。即使配合药物，也常用中草药，取材甚便；采用新型罐具治疗，其费用也不高，大大减轻了患者的经济负担。

六、安全、无毒性反应

拔罐疗法，与中医其他外治疗法一样，施术于人体的肌表（皮部）部位，可随时观察，及时变换手法或部位，稳妥安全，无毒性反应。

第二节　气色形态罐诊罐疗的优势

除了以上几个优点，气色形态罐诊罐疗有着自己特有的优势：

一、简单、直观、方便、准确、全面

1. 简单　仅借助和使用简单的特制罐具，就可以独立开展诊断、治疗及保健工作。

2. 直观　拔罐后罐印气色形态的变化直观可见，因此，符合现代科学标准：客观、可重复，人为误差很小。

3. 方便　可以随时随地进行，非常方便。

4. 准确　与西医诊断结果及亚健康症状的平均符合率在80%以上。

5. 全面　全身主要脏器几乎通过气色形态罐诊均可以观察，一次罐诊，等于一次全面的查体。

从近几年的教学情况看，医生、患者均可以应用。医务人员经过短期的学习即可以单独应用于临床；患者或广大群众因为医学常识的掌握有深浅，通过亲属或好友的相互观察，尽早发现，早去就医是很容易做到的。

从时间上看，罐诊应用较熟练后，诊察一个患者一般只需 5～10 分钟的时间即可。

气色形态罐诊罐疗，无论从方式方法上，还是时间速度上，都有优势。

气色形态的变化直观可见，自己或他人可以随时随地观察，及时发现问题以引起重视，以避免不必要的惊恐。

现代统计学表明，人体有80%左右的健康信息，是可以直接从视觉中得到的，作为人体的重要器官，背部包含的信息量很大，自然可以直观地反应诸多健康信息。

临床上各种"辅助检查"，大多是通过某种生物、物理、化学手段，如化验、X线、超声波、核磁共振等，在仪器上反映出来，使之直观化、客观化。姑且不论这些方法的优劣，单就直观这点来说，背上就有一个地方能直观、清楚地反映出身体情况，一般情况下何必去转弯而他寻呢！

从气色形态罐诊法临床应用情况来看，相当一部分患者，应用常规方法检查了几天，花费很多时间（金钱不算）而得出的结果，往往与仅用 5～7 分钟时间，应用气色形态罐诊方法所得出的结论相差无几。这也是气色形态罐诊法简单、直观的一个方面吧！

有些人误认为罐诊罐疗一定很深奥，不容易学习和掌握，其实完全不是这样的。原因很简单，那就是罐诊具有直观、简单的特点，人体内的问题，拔罐后背上一般就会有"东西"显示出来，只要发现它就可以了。气色形态罐诊法的直观性，还表现在"动态"观察上。应用罐诊法发现病症后，制定相应的治疗方案，经过一段时间的拔罐调理后，可再进行罐诊，观察治疗前后变化，从而判断此段时间的疗效。背就像一面镜子一样，可以隔时照看，罐诊能够及时发现镜子中的"污点"，而罐疗则能够及时地抹去这些"污点"。这一"动态"直观性，具有极大的优势，因为不论何人即使具有再好的医疗条件，也不可能天天去作有关的检查，天天去抽血化验、作 X 光透视、B 超，或者 CT。而应用气色形态罐诊法则很容易作到，体内有变化，背上就有表现，一一对应，使病情在萌芽状态中就能被发现，及早治疗。

二、无损伤

气色形态罐诊罐疗，在合理的使用情况下，不会给对方带来任何明显的损伤和痛苦，也不会产生医源性及药源性疾病。

现在，医源性和药源性疾病对人类健康的危害越来越大，据发达国家统计，其死亡率已占第三位。据新华社报道：中国食品药品监督管理局药品不良反应中心统计，每年中国因药源性疾病住院 200 万人，死亡 20 万人，而中国每年的车祸死亡人数才不到 10 万人。

普通中医的望、闻、问、切四诊法，虽然无损伤，但定位、定性差，容易延误病情。西医的检查，如化验、X 光、病理穿刺等方法，一般情况下可以得出结论，但对患者的损伤是显而易见的。气色形态罐诊法，从临床实际应用情况看，既能定位、定性诊断，不容易误诊，又没有损伤性。

当今世界医学的总趋势是：寻求病症预防，早期无损伤诊断、运用低温无毒自然药物和非药物治疗。气色形态罐诊罐疗法，显然适合这个总趋势。

三、经济实用

（一）节约金钱

不需任何昂贵的仪器设备，只要有一个有适当光线的环境，一套多功能拔罐器就可以了，自然是非常经济的。学习罐诊罐疗也是如此，花几百元钱，使健康了如指掌。实践证明，无论是医务工作者还是普通民众，通过短期的专业培训，掌握以后可以终身受用。因为考古学证明，人体的基本结构一万年中并没有大的变化。因此，此技术不必象电脑那样要一直升级。

"救护车一响，一头猪白养；住上一次院，一年活白干"这是 2005 年 7 月 1 日卫生部高强部长对农村看病情况的形象描述。另据统计：48.9% 应就诊不去就诊，29.6% 应住院不去住院；44.8% 城镇人口，79.1% 农村人口无医疗保障，一人有病拖垮家庭、亲友的不在少数。我们在临床中发现，不少患者在罐诊检查后再去做有关检查，查来查去并没出罐诊检的范畴。这种现象一是说明气色形态罐诊法的客观性、经济性，另外也说明，目前很有必要大力宣传推广气色形态罐诊法。

气色形态罐诊法经济实用的特点具体表现在以下几个方面：第一个方面是可以少跑医院。一般的症状，对于非医务人员来说应用罐诊罐疗法后，自然心中有数，重症可立即作有关检查和治疗；一时性的、比较轻浅的或慢性病，可观察其变化情况，自己酌情处理，既免去了不必要的惊恐，又节省了许多去医院的费用及就诊时间。第二个方面就是有的放矢。有些罐诊征象重的，立即对症用有关检查，省去了"普查"的时间和费用；对于一些病人有症状，但罐诊确无问题，甚至可以不查，例如一些神经官能症等。对一些重症，关键时刻可以作为参考。

（二）节约时间

正常情况下，罐诊一个病人 5~10 分钟时间足够，但去医院看个感冒至少需要半天时间。

（三）知识经济

随着人类经济、文化的发展，人们对健康的要求也越来越高。每个国家都有一套保障本国公民身体健康的医疗保健措施，世界卫生组织也有全世界范围内的统一规定。每年世界上要花费大量的财力、物力用于医疗保健事业，经济越发达的地区和国家，投入的力量就越大。但是，从实际情况来看，由于局限性、繁杂性，还是无法根本解决问题。长期以来，世界范围内的众多有识之士，苦苦探寻的是一种大众能普遍掌握的简便易行且准确、快速、有效的诊察方法。气色形态罐诊法，不失为一种可取的方法。这种方法若普及推广开来，其经济实用的特点是显而易见的。

目前，医学发展带来的经济问题越来越突出，随着生活水平不断提高，老龄化社会逐步形成，人类对于生活质量和健康水平的需求日趋提高，而医源性和药源性疾病的不断增多、新一代化学药品研究和医疗保健费用的不断增长，已经成为制约国际社会和经济发展的一个重要因素，受到各国政府的重视。在世界范围内，回归自然、重视传统医药已经成为潮流。

WHO 认为："传统医学被认可的关键是效果的肯定"，作为传统医学的一种方法，实践证明有较高的使用价值。

21 世纪进入了知识经济时代，知识水平和技术的高低是衡量个人、公司、产品乃至一个国家竞争力的主要标准。气色形态罐诊罐疗技术同其他技术一样，各个层面的人学习后，在应用中产生了极大的经济和社会效益。很多医务人员学习后很快成了一方"名医"，诊病快速准确，不用病家开口便知病在何处，求诊者如云；中老年人学习后，为亲朋好友提早发现癌症、糖尿病、高血脂、高血压等；保健品营销人员，因罐诊便知对方健康状况，增强了信任度，因而增加了销量；保险业、美容业等从业人员都收到了很好效果……

目前，气色形态罐诊罐疗法已经形成一个以罐诊罐疗为核心的知识产业。

四、可用于预防医学

预防医学又称第一医学，气色形态罐诊罐疗可以做到早发现、早诊断、早预防、早治疗，这是事实。其理论原理见"超前诊断"。与临床医学符合率在 80% 以上。气色形态的变化更可动态地反映疾病的轻重、预后及转归。

五、人人可学，人人可用

白种人、黄种人均具有 80% 以上的准确率，人人可学，人人可用。黑种人由于其背部皮肤色泽的客观原因，正确率受一定影响。

六、同时进行中西医诊断

中医、西医因理论体系不同，对疾病的认识自然不同，往往难以沟通融合，而气色形态罐诊罐疗则既可进行中医的辨证，又可进行西医辨病。

只是由于中医的辨证缺乏法律地位，且中医术语一般民众难以理解，故以讲述西医病症为主。

七、诊治一体

气色形态罐诊、罐疗可两者兼而有之，既可诊又可治。

八、拥有知识产权

本方法是由刘剑锋先生首次系统而完整的提出，因此，受《中华人民共和国著作权法》、《世界版权公约》等法律保护，拥有自主知识产权。

九、超前诊断

气色形态罐诊罐疗中经常会有这种现象，即罐诊发现患者有某种疾病，如癌症、糖尿病、高血脂等，但患者尚未表现出任何症状，罐诊提示后一查，果然有癌症、血糖高、血脂高，似乎罐诊结果"超前"了，笔者称之为"超前诊断"。

产生这种现象的原因主要是气色形态罐诊与西医学模式不同。

西医学：根据症状、体征、辅助检查——＞病

气色形态罐诊：根据位、相——＞病

当今世界医学总的发展趋势：寻求病症预防、早期诊断，运用低温无毒的自然药物或非药物疗法进行治疗。如何及时地发现、诊察疾病，防患于未然，使机体保持健康旺盛的生命力，得以颐养天年，这是人类十分关注的问题。而在这里，早期诊断是头等大事！

当一位病人被诊断为某种疾病晚期的时候，作为医生对此只能遗憾和惋惜。如果在疾病的早期征兆刚刚出现时，及时就诊治疗，是完全有可能治愈的。

生活中也每每发生这样的事情，我们身边的许多熟人，朋友或者亲属，往往平常身体状况很好，却突然查出了某种绝症，但为时已晚，谁也无回天之力，只有眼看着患病的亲朋逝去。

超前诊断既然那么重要，那么有没有方法能做到呢？全世界的有识之士都在苦苦探索。

从目前的具有法律效力的"西医"诊断来看，这方面显得较弱，明显存在滞后性，即使确诊，对病人来说往往已错过了治疗的有利时机，现代的医学模式往往是跟着感觉走，很多病特别是一些大病早期并没感觉，以世界卫生组织所列的五大病症来说：癌症不必说，一有感觉往往已是晚期；脑血管病一旦有中风症状往往血管已堵塞；急性心梗病人，一但有感觉，据北京"999 急救中心"的统计，有 50% 以上的急性心梗患者死在院外；糖尿病患者，北京的统计 92% 没有症状，8% 有症状

的人大多已有严重并发症；高血压患者，也无特异自觉症状。

那么，在具有 5000 年历史的中医学宝库中有没有这种"超前诊断"的方法呢？

翻阅一下古代中医典籍，我们会发现，在中国医学史的发展长河中，到处闪烁着"超前诊断"的光芒。如在最早的中医典籍《黄帝内经》中，就提出了"圣人不治已病，治未病"的观点，就是说：高明的大夫，不应该在得了病以后再治疗，而应该在病还未形成前，即"未病"时就想办法，将疾病消灭于无形前。在《素问·四气调神大论篇》中又提出了："夫病已成而后药之，乱已成而后治之，譬犹渴而穿井，斗而铸兵，不亦晚乎？"用口渴了才知道挖井，临战斗才想起铸造兵器，来形象地比喻对疾病早期诊治的重要性。

唐代著名大医药学家孙思邈在其《备急千金要方·诊候》中说："上医医未病之病，中医医欲病之病，下医医已病之病"，将能否对疾病进行早期诊断、早期治疗，作为衡量医生医疗水平的标准，而且这种标准非常严格而明确。唐代即认为"中医"的医疗水平就是要能治"欲病之病"。

观察气、色的变化是可以早期诊治疾病的。《素问·玉机真脏论篇》中说："凡治病，察其形气色泽，……乃治之，无后其时。"说明在诊治疾病中，注意观察人的气色形态变化，根据这些变化来制定治疗方案，是不会错过治疗的有利时机或延误治疗时间的。

明代著名医家李梴在其《医学入门》中更有"观形察色，以治未病"的论述。即通过对人的颜色、形态的观察，是可以及早发现和治疗疾病的。作为与中医古代思想尤其与气色望诊思想一脉相承的气色形态罐诊法，在大量的临床实践中证明具有"超前诊断"性。

笔者在临床罐诊中，经常遇到如下几种"超前诊断"的情况。

第一种情况是：笔者在给患者罐诊时，认为对方有某种病，如冠心病、前列腺炎、胃炎等，患者当时说没有，似乎"罐诊"错了，甚至招致一些人取笑。但过不了多久，往往患者老远跑来告诉笔者，最近真的查出了这种病症，后悔当初没听劝告，采取积极的方法防治。

第二种情况是：对有病史和症状的患者超前发现严重病变，如罐诊征象中有严重的不良反应，但与患者近期无明显变化的检查结果不符，建议患者多做这方面的检查，果真在一段时间后查出相应的严重病变。

另外还有一种情况，也属于"超前诊断"：患者有慢性病史，近期未做检查，自觉症状无明显变化，但罐诊征象变好，于是告诉他再做检查，果然检查结果正常。

以上三种"超前诊断"的情况，虽然一定程度上说明了气色形态罐诊法的"超前诊断"性，但对比古人先贤有关的论述，上述三种情况仍属"下医"的"已病"范畴。至于如何将气色形态罐诊法用于"未病"的预防，尚须大家进一步探讨，防病功能肯定有，但目前应用起来尚有一定困难，因为无论是患者还是医务界，还都信守着传统思维方法即要有仪器证实或自觉症状，否则，诊察的准确性就会受到怀疑。

根据古人的论述和现代临床实践的验证，气色形态罐诊法具有"超前诊断"的特点。正确的超前诊断，为治疗、根除病症乃至挽救生命提供了宝贵的时间。相信，随着人类文明的不断进步，以及人们对医疗保健要求的提高，气色形态罐诊法中有关"超前诊断"的优势，会日益显示出其强大的生命力。

国家中长期科技规划（2006～2020）提出建立疾病的预警机制，单靠现代医学模式有一定困难，因为是以症状为导向，而症状并不能客观反映病情，如感冒、阑尾炎、皮肤病症状较重，但病情并不重；而癌症、急性心梗、脑梗包括糖尿病高血压等严重危害人类健康的大病、重病，症状往往并不严重。而依靠辅助检查等手段，显然是无的放矢。

气色形态罐诊，可以早发现，理论上可行；临床上有许多例证，有助于建立预警机制。

十、容易普及和自我保健

保健医学是继临床、预防、康复医学之后兴起的一门综合学科，近二三十年才逐渐引起人们的重视。而自我保健尤其重要，世界卫生组织明确提出："最好的医生是自己"。

在20世纪50年代，卫生界有识之士逐渐认识到，尽管医疗投入很大，并逐年增加，但效果并不理想，慢性非传染性疾病越来越多；因此考虑必须另辟一条新路，才能解决全体人员的健康问题。在1977年第三十届世界卫生大会上通过了"2000年人人享有卫生保健"的决议，确立了具有划时代意义的全球性目标，使人类在卫生和社会发展的进程中迈入了一个新的历史时期。1978年9月6日至12日WHO和联合国儿童基金会（Unicef）在苏联哈萨克共和国首都阿拉木图召开国际初级卫生保健会议，通过了《阿拉木图宣言》，成为推动世界卫生革命，鼓励人民争取更健康生活的里程碑。

卫生保健全球战略的基本思想是：健康是一项基本人权，是全世界的一项社会目标；人民有权力也有义务单独和集体地参加他们所在地卫生保健的计划和实施工作；政府对其人民的健康负有责任，并应通过适当的卫生和其他社会措施来实现；

卫生是社会发展的组成部分，人力用于经济和社会发展，后者又必须为提高人民健康服务。实施初级卫生保健是实现全球战略的途径和措施。

在人人享有卫生保健的目标和指标中，体现了如下的思想：所有的人在可能范围内都要积极参加自身及家庭的保健工作；政府对其人民健康承担起全部责任；全体人民都有安全的用水和环卫设施，都能得到足够的营养；所有儿童都接受主要传染病的免疫接种；通过一切可能的方法，通过影响生活方式和控制自然和社会心理环境来预防和控制非传染性疾病和促进精神卫生等。

WHO 倡导："自我保健是个人、家庭、邻里、亲友和同事自己进行的卫生活动"。研究表明，60% ~ 80% 的健康问题是由不良生活方式造成的，因而除了治疗和预防疾病之外，应更加重视保健、自我保健和健康促进的工作；更加重视动员全体人民参与自身的保健，通过保健工作和自我保健解决绝大部分健康问题。

显然，罐诊罐疗是极其适宜的自我保健方法。

第三节　气色形态罐诊罐疗的不足

任何一种方法都不是万能的，气色形态罐诊罐疗也不例外，不可能包打天下。在使用中也有不少注意事项以及适应证（见相关章节）。

在诊断上，还有一些基本健康状况，单纯通过罐印的气色形态还不能够诊断。

在治疗和调理上，属于比较偏泻的方法。

在功能上，较早问世的玻璃火罐及竹罐，对局部皮肤有较好的温热刺激作用：能使局部血管扩张，促进局部血液循环，改善缺血状态，加强新陈代谢，使体内废物、毒素，加速排出，改变局部组织的营养状态，增强血管壁通透性和白细胞及网状细胞的吞噬活力，增强局部耐受性及机体抵抗力，从而达到促使疾病好转的目的。

多功能拔罐器，虽然较古老的"角"更平整和更容易吸拔；较竹罐更透明、更容易观察皮肤气色形态变化；较玻璃火罐更安全和容易操作，但缺乏温热感，偏泻，因此，体质虚弱、寒凉的人不可久拔，要注意与温灸等方法结合。

第七章　气色形态罐诊罐疗基本操作
方法、有关事项及应用原则

第一节　罐具的选择

在罐诊罐疗发展简史中大家已经了解到，罐具在历史上是丰富多彩的！

我们现在常用罐的种类也很多，按材质分为：玻璃罐、陶瓷罐、竹罐、塑料罐、橡胶罐；按抽气种类分有抽气、挤气等；按照功能分有电罐、磁罐、药物多功能罐等，详细见：中华人民共和国行业标准：中医保健技术操作规范第一部分：保健拔罐。

一、气色形态罐诊罐疗仪

根据气色形态罐诊罐疗的要求，主要要靠气色形态罐诊罐疗仪，普通拔罐器具达不到气色形态诊断的效果。实践证明，这种多功能罐几乎集合了所有罐的优点：

1. 透明　比陶瓷罐、竹罐以及最早的"角罐"透明，便于了解吸拔过程中的皮肤反应，观察皮肤的气色形态变化以达到诊断的目的，还可以及时处理治疗中的相关问题，如是否对局部吸拔太过，导致损伤等。

2. 随时调整吸拔力度　可以根据诊断、治疗的需要通过抽气力度、次数等，按照需要调整。这一点，玻璃火罐等显然无法做到，同时，使用玻璃火罐等也无法在背部特定部位根据气色形态变化进行西医诊断。

3. 容易进行综合疗法　多功能罐，集拔罐、针灸、磁疗、药物为一体，在制造时，使用对人体有特殊作用的高磁，具有磁疗作用；不用刺破皮肤，与针结合而达到针灸的效果；留有注药橡胶孔，可以与药物外治结合。其功能作用已经超越了传统罐具。

4. 方便　使用方便，便于进行诊断及实施补泻手法。

气色形态罐具，是集诊断、治疗于一身，集拔罐、针灸、磁疗、药物为一体的产品。

任何一个事物都不是万能的，多功能拔罐器也是一样，亦有其不足之处，例如，没有传统火罐的温热感。

第二节　气色形态罐诊基本操作方法

气色形态罐诊采用多功能拔罐器 2 号罐 11 个，建议使用同种颜色磁头的罐，最好用银色磁头罐。

患者取俯卧位。在脊背部正中线上，从大椎穴到长强穴上等距离排列 9 个罐，罐所在位置分别代表肺区、心区、胆区、胃区、大肠区、小肠区、左肾区、右肾区、膀胱区；在第 3、4 罐（胆区与胃区）之间的中点，左、右各旁开 3 寸，分别代表脾区、肝区。（注：大椎穴位于第 7 颈椎棘突下凹陷处；长强穴位于臀沟分开处）

一、手法

（1）拔罐：一只手握住罐体，另一只手快速拉动抽气枪柄，满程快速抽拉 3 次，使罐内形成负压。次数需根据对方耐受力综合考虑，吸拔后询问一下受术者感觉，以可以耐受为准。待皮肤被吸起后，轻轻旋转提拉抽气枪，使之与罐具脱离即可。为保持吸拔力度，可以将抽气阀向下轻按一下。

（2）起罐：提起罐顶部的放气杆，待气放净后，再轻轻活动下罐体，将罐取下。

二、操作次序

（1）首先将 11 个罐依次排列于脊背部 11 个反应区，然后一一吸拔。（操作不熟练者，亦可首先在大椎穴与长强穴吸拔肺区与膀胱区，并吸拔此两区连线的中点处，即大肠区，然后依次吸拔胆区、心区、胃区、左肾区、小肠区、右肾区、脾区、肝区。）

（2）留罐 5~7 分钟，皮肤颜色深者留罐 8 分钟。最多不超过 10 分钟。

（3）从上往下依次起罐。在吸拔和起罐的瞬间，认真细致地观察每个反应区上的气、色、形态。全部起罐之后，整体观察 11 个罐印，以宏观了解其健康状况。

第三节　气色形态罐疗基本操作方法

气色形态罐疗法的操作，需掌握三个要素：一是手法，二是部位，三是时间。

一、手法

（一）常用拔罐手法

1. 留罐法 留罐法又称为坐罐法，是最常用的一种拔罐手法，是罐体吸拔在选定的部位后，留置一段时间的一种手法。留罐法可分为以下几种：

（1）单罐法：是用一个罐治疗疾病的方法，适用于病变范围比较小或取穴较少的疾病。

（2）多罐法：是用多个罐治疗疾病的方法，适用于病变范围较广或选穴较多的疾病。

（3）摇罐法：是将罐拔在皮肤上后，均匀而有节奏地摇动罐体的拔罐手法，一般每个部位摇罐20~30次。这种手法通过反复的牵拉，增加了对局部的刺激量。摇罐时应做到速度均匀，力度柔和，不要让患者感觉到痛苦或摇掉罐具。

（4）提罐法：是将罐吸拔在皮肤上后，反复地提拉并复原的拔罐手法。先将罐吸拔在皮肤上，然后向上提起，并拉动皮肤，随即恢复原样，一般每个部位反复提拉20~30次。这种手法通过增强对皮肤和穴位的刺激，从而促进气血运行。提罐法操作时力量应逐渐增大，但不要用力过大，以免把罐拔掉。本法常用于腹部，适用于胃脘不适，腹泻、消化不良、痛经等病症。

（5）转罐法：是将罐吸拔在皮肤上，然后用手握住罐体，来回转动的拔罐手法。先将罐吸拔在皮肤上，用手握住罐体，慢慢地向左水平旋转90°~180°，然后再向右水平旋转90°~180°，这样反复旋转10~20次。这种手法对皮肤的刺激性更强，可增强治疗效果。转罐法操作时手法应做到轻柔、平稳，以患者能够忍受为度，最好先在皮肤上涂抹适量的润滑油。本法常用于软组织损伤等。

（6）发泡罐法：是指使拔罐部位产生水泡的拔罐手法。在拔罐时，增加罐内的负压或延长吸拔的时间，使被拔部位产生大小不等的水泡。使用发泡罐法后，起泡的部位有时会感觉到痒，要注意不要用手抓，以免感染。瘢痕体质的人不要使用这种手法。本法既可治疗疾病，又可强身健体。

2. 闪罐法 闪罐法是将罐具以较小的负压（满程抽吸1次）吸拔在选定部位后，立即起罐，如此反复操作，至皮肤潮红为止，是一种常用的拔罐手法。这种方法通过对局部皮肤反复地进行吸紧和放松的物理刺激，从而起到改善局部血液循环的作用。适用于局部肌肤麻木、酸痛，肌肉萎缩以及面部拔罐治疗。

3. 走罐法 走罐法又称为推罐法、运罐法、行罐法、滑罐法。是指将罐吸拔在皮肤上并来回移动的一种拔罐手法。先在施术部位皮肤上涂一层凡士林或润滑油，然后将罐吸拔在皮肤上，用手握住罐体，稍倾斜，前面罐口稍向上提起，后面略向下按，根据需要在皮肤上沿不同方向移动，至皮肤潮红或瘀血为止。这种手法一般用于面积较大、肌肉丰厚而平整的部位，如脊背、大腿等。走罐法操作前应确保罐口平滑，以免损伤皮肤。走罐速度的快慢应根据病情和患者的体质状况确定，罐内负压不要太大，以免走罐时过于疼痛。此法用于治疗麻痹、风湿病、发热、哮喘、慢性胃肠炎等。

4. 药罐法　药罐法是气色形态罐疗法中拔罐法与中药疗法相结合的一种方法，通过发挥药物和拔罐的双重作用而提高疗效。常用的方法有两种：一种是罐具吸拔在皮肤上之后，应用注射针管将药液从罐体中部的橡胶塞注入；另一种是在选定的部位涂抹药物后，再进行拔罐；在负压状态下，皮肤腠理开放，药液可以更迅速地渗入机体，从而产生更好的效果。

5. 针罐法　针罐法是针刺与拔罐相结合的一种磁疗方法，可以发挥针、罐和磁的协同作用，从而提高疗效。具体方法是：罐具吸拔在皮肤上之后，将针灸针扎入罐体中部的橡胶塞，在与罐内的磁头保持接触，并且不扎到皮肤的前提下，进行捻转、提插等针法。此法通过针与磁头的摩擦，切割磁力线，从而产生磁疗效应，对拔罐部位形成一良性的刺激。

6. 针后拔罐法　针后拔罐法是针刺与拔罐相结合的一种方法，通过针刺与拔罐的协同作用而提高疗效。具体方法是先将选定的部位或穴位进行常规消毒，用毫针针刺，起针之后以针孔为中心拔罐，留罐5～10分钟后起罐。

7. 刺络拔罐法　刺络拔罐法又称为刺血拔罐法，是刺血后再进行拔罐的一种方法。具体方法是：先对选好的穴位或部位进行常规消毒，用三棱针点刺或用梅花针扣刺（建议用梅花针，以增加安全性），然后在该部位拔罐，拔出一定的血液，一般留罐5～10分钟，起罐后，用消毒棉球或纱布擦净血迹。使用这种方法时要随时观察罐内的情况，以便掌握出血量。同时，为避免交叉感染，请专罐专用。本法适用于各种皮肤病、风湿痛、感染性热病等。没有执业医师证者禁止操作。

8. 艾灸拔罐法　艾灸拔罐法，简称灸罐，是将艾灸与拔罐相结合的一种方法，通过艾灸和拔罐的协同作用而增强疗效。具体方法是：在选定的部位或穴位进行艾灸，将艾柱直接放在穴位上点燃施灸，或加隔垫物进行间接灸，也可以用艾条灸，然后再在施灸的部位或穴位上拔罐。

9. 刮痧拔罐法　刮痧拔罐法是刮痧与拔罐相结合的一种方法，可以发挥刮痧与拔罐的协同作用，从而提高疗效。具体方法是：在选定的部位或穴位上涂抹适量的刮痧油（或其他介质），用刮痧板进行刮痧，然后再拔罐；也可以先拔罐，然后再进行刮痧。

10. 按摩拔罐法　按摩拔罐法是按摩与拔罐相结合的一种方法。先在选定的部位或穴位处采用适宜的手法进行按摩，然后再进行拔罐。

（二）拔罐补泻手法

中医认为，疾病的进程，就是人体正气与邪气互相斗争的过程。正邪斗争的胜负，决定着疾病的进退。邪胜于正则病进，正胜于邪则病退。因而治疗疾病，就是扶助正气、祛除邪气，改变邪正双方的力量对比，以有利于疾病向痊愈方向转化，正如《素问·通评虚实论篇》所言："邪气盛则实，精气夺则虚。"对于治疗方法，《灵枢·经脉》指出："盛则泻之，虚则补之，热则疾之，寒则留之，不盛不虚，以经取之。"因此，根据这一原则，气色形态罐疗法大体上可分为补法、泻法和平补平泻法三种。

1. 补法　"虚则补之"，补法即是补虚的方法，它能扶助正气，增强体质，提高机体抗御外邪的能力，适用于以正气虚为主要矛盾，而邪气亦不盛的虚证。拔罐的补法，一般选用小罐或中罐，轻拔（吸拔力小），顺经走罐，刺激量小，留罐时间不宜太长。例如：阳气不足的虚寒性腹痛、便溏、畏寒、肢冷等，可选用中小号罐，吸拔力中等，取穴稀疏排罐，拔罐部位能充血见到红印即可，以达到温通经络、助阳散寒的治疗效果。还可酌情选用灸罐、药罐等配合应用。

2. 泻法　"实则泄之"，泻法即是祛邪的方法，它能祛除病邪，使邪去正安，适用于以邪实为主要矛盾，而正气未衰的实证。拔罐的泻法，一般选取大罐或中罐，重拔（吸拔力大），密排，逆经走罐，刺激量大，留罐时间较长。例如：邪郁肌表，表邪盛者，出现发热、恶寒、头身疼痛等，可选用大罐或中罐，重拔留罐，以皮肤出现瘀紫为度，以发表散寒；热实之证，还可结合针罐、放血或叩刺，大罐吸拔，以泻邪热。

3. 平补平泻法　"不盛不虚"即是虚实不明显的疾病，拔罐时可采用平补平泻的方法。平补平泻法介于补、泻方法之间，选取中罐或小罐，吸拔力中等，刺激量以局部皮肤达到充血出现红色为宜，临床应用较多。

（二）部位

拔罐位置的选取，应注重"一部两位"原则。一部，即是指皮部，两位，包括气色形态罐诊法的反应区和穴位。

《灵枢·刺节真邪》云："用针者，必先察其经络之虚实，切而循之，按而弹之，视其应动者，乃后取之而下之。"《灵枢·官能》又指出："察其所痛，左右上下，知其寒温，何经所在。"故循经取穴、察虚实、视应动是针法临证取穴施治的基本准则，这一准则同样也适用于拔罐疗法，因为拔罐疗法所着眼的皮部，正是经络于皮肤肌表的分支。

因此，首先应根据气色形态罐诊法，明察五脏六腑肢节的气血盛衰状况，了解何邪为患，何脏受损。

然后，一方面可选气色形态出现病理改变的位，直接进行吸拔调理。具体操作时，常常采用"围罐法"：以气色形态出现病理改变的位为中心拔罐区，其上下左右四周再各吸拔一罐，共计 5 个罐进行调理。

另一方面，可根据病变脏腑所行经络，选择相应的皮部、腧穴进行拔罐。一般而言，适度地刺激腧穴对人体具有良性调节作用，能疏通经络，调理气血，调整脏腑功能。有些腧穴更适宜补虚，多用于虚证，如关元、气海、命门、大椎、足三里等穴，若对其进行拔罐或用灸罐、药罐，则具有补益气血、强壮身体的作用；有些腧穴更适宜泻实，多用于实证，如十宣、涌泉、少商、大椎、丰隆等穴，对其运用针罐法，具有泻热开窍、降气化痰的作用。

（三）时间

1. 留罐时间　留罐时间可根据年龄、体质、部位、病证、拔罐目的等情况而定，一般为 5 ~ 20 分钟。对于皮肤反应敏感、身体虚弱者，或遇老人和儿童以及肌肉薄（如头部、胸部、背部）的拔罐部位，则留罐时间不宜过长。对于身体壮实、实证患者以及肌肉丰厚（如臀部、大腿部）的拔罐部位，拔罐时间可略长。

2. 拔罐间隔与施术周期　拔罐间隔按施术局部皮肤颜色和受术者机体状态变化情况决定。对同一部位的拔罐一般隔日 1 次；一般以拔罐 7 ~ 10 次为一个施术周期；两个施术周期之间应间隔 3 ~ 5 天（或等罐印消失）。

因此，为了保证气色形态罐疗法良好的临床疗效，我们不仅要学会拔罐的一般操作，还应根据气色形态罐诊的结果，在中医辨证的基础上选取反应区和有效腧穴，正确地施用补泻手法，并把握好适当的拔罐时间。

第四节　罐诊罐疗法的常见反应与处理方法

在进行拔罐疗法过程中，拔罐区域必然会出现一些反应，可分为正常反应和异常反应两个方面。

一、正常反应

在罐诊罐疗中，由于罐具的负压吸引作用，局部软组织隆起于罐口平面以上，患者即感觉到局部有牵拉发胀感，或发热、温暖、凉气外出、舒适轻松感等，有的症状立即或渐渐减轻，甚至完全消失。当然，上述感觉并非全部出现，依患者体质和病情不同，其反应亦不同，出现的多寡显隐有别。留罐时间长短或拔罐手法不同，如提罐、摇罐、转罐等，其反应程度亦不尽相同。拔罐后，一般在拔罐区（局部）的软组织可呈现潮红、紫红色（瘀斑色），或出现丹痧（小点状，紫红色疹子），起罐后，拔罐区局部皮肤上这些变化可能维持一至数天，保留时间越长越好。这些，不仅是气色形态罐诊法赖以诊断疾病的重要依据，还属于气色形态罐疗法的治疗效应，是疾病趋向好转的征兆。

根据局部（拔罐区）的反应情况，医生可用来进行诊断和辅助诊断疾病。例如：中医认为，出现水疱、水肿、水气过多者，提示患湿气证；出现深红、紫黑或丹痧，或触之微痛兼见身体发热者，提示患热毒证；身体不发热者，提示患瘀血证；皮色不变，触之不温者，提示患虚寒证；微痒或出现皮纹，提示患风证。如采用刺络拔罐法，吸出的液体又可表现出不同的病情。一般认为，鲜血显示病情较轻，黑血或瘀块显示瘀阻较重，黄水显示湿热证，清水显示寒湿，而血水往往出现在治疗的开始阶段或疾病即将痊愈阶段。根据出血量的多少，也可判断病情的轻重及转归。有些患者开始治疗时，出血量少甚至不出血，这是瘀血阻塞严重或风气盛的表现，随着治疗次数的增加，瘀血逐渐被吸出，出血量才逐渐增多，但随着病情的好转，出血量又会逐渐减少，直至吸不出血。

西医学认为，拔罐区若出现微细出血，可作为诊断发疹性疾病（如麻疹、风疹、猩红热、斑疹伤寒等）的依据之一。若出现印痕黑紫，其中有出血之紫斑，且多相互重叠，则为斑疹伤寒的阳性反应。若出现很多大水疱，提示有水液潴留，有水肿征兆；呈现粉红色或无色斑，提示患有神经痛或高血压；呈现深紫色斑，且在紫红色斑的印痕中间出现黑褐色斑纹者，提示患有肌肉风湿症和类风湿性关节炎，通过治疗（拔罐），这些印痕或斑纹逐渐减少，则提示病情减轻、好转或痊愈。

二、异常反应

（一）局部异常反应

局部异常反应指上罐后，患者即感到局部非常紧张、疼痛、烧灼难忍，数分钟即起水疱；或于施术局部的远端感觉发凉、发麻、疼痛等。

引起局部异常反应的原因大概有以下几个方面：

（1）患者心理反应过度，思想过于紧张。

（2）罐具型号选择不当，吸力过大。

（3）所涂药物的刺激过强。

（4）罐口边缘过薄（指代用罐具），或不平滑，有砂粒状凸起或凹缝，或患者皮肤干枯松弛（如老人），加上罐时可能旋转了手腕（旋罐），使皮肤出现皱褶。

（5）吸罐时间过长，局部瘀血形成过多，隆起明显。

（6）局部有浅在的较大动脉分部（如腹股沟动脉、足背动脉），由于吸力作用，局部软组织紧张，动脉受压而使血运受到影响，于是远端的组织出血、缺血，故出现发麻发凉、疼痛等反应。

（二）晕罐

在拔罐过程中，患者出现头晕、心慌、恶心、呕吐、冒冷汗、面色苍白、呼吸急促、脉细数等症状，甚至昏厥等反应时，就叫晕罐。引起晕罐的原因是：患者虚弱，或饥饿、疲劳、精神紧张，或置罐于禁忌部位等。一般而言，单纯拔罐引起的晕罐者极为罕见，只有在施行刺血拔罐法时才偶有发生。

（三）异常反应的预防及处理

1. 预防　要认真检查罐具质量，不符合规定要求的弃之不用；要严格遵守操作规程，患者在饥饿、疲劳、酒后或精神紧张时不要施术，尤其不要在反应敏感的穴位（如合谷穴、太冲穴）施术。环境气温要适宜，不要太低，避免患者有寒冷感出现。上罐后，要多询问患者的感觉，多观察罐内皮肤的变化情况和患者表情，随时注意调整施术手法。

2. 处理措施

（1）水疱的处理：若局部皮肤短时间内即起水疱，应马上起罐。发生水疱之后，要防止擦破，可涂少许甲紫，也可不作处理，任其自然吸收。如果水疱较大，可用消毒针刺破水疱放出疱内液体，或用消毒注射器抽出水疱内液体，然后敷利凡诺纱布，再用消毒干敷料覆盖、固定。但此处不宜再拔罐，待愈合后，方可拔罐。

（2）晕罐的处理：患者如发生晕罐切勿惊慌失措，应先把患者的衣扣解开，给热开水喝，并注意保暖。若仍未缓解症状，应立即起罐，让患者去枕平卧。若反应仍加重者（如昏厥、低血压），可使患者取头低脚高位，同时以指甲缘切按患者人中或十宣穴，或用指尖揉按合谷、内关、足三里等穴。对出冷汗多或冷汗不止者，可用艾条温灸涌泉穴或百会穴。经上述方法处理后，倘若昏厥、低血压仍不能纠正者，应考虑应用中枢神经兴奋剂或输液。必要时应转医院抢救。

第五节 罐诊罐疗法的注意事项与禁忌

一、注意事项

施术者和受术者应该注意的事项

1. 拔罐部位准备 拔罐部位宜充分暴露，若毛发较多影响操作，可在罐口涂抹适量润滑剂，也可在征得受术者同意后，剃去拔罐部位毛发。

2. 保持环境舒适 拔罐时，须保持室内温度适度，避开风口，防止受凉。

3. 选择好体位 一般原则是，患者体位既要舒适，又要便于拔罐操作。

4. 掌握拔罐吸力 因本书使用的多功能拔罐器是通过抽气枪抽吸罐内空气而形成负压吸拔力，故吸拔力的大小与罐具的大小、抽气枪抽气的次数及幅度（即每次抽吸空气的容积）等因素有关。一般可根据病情灵活掌握，如患者觉得吸拔不紧，是由于抽吸次数少、抽吸幅度小造成吸拔力不足所致。此时可加抽 1～2 次，并适当加大抽吸幅度，亦可改用较大口径的罐具再拔 1 次，以达到合适吸力。若吸拔力过大，可重新再拔，或按照起罐法稍微放进一些空气，以减轻吸拔力。如果是拔罐部位凹凸不平而造成漏气，须改换部位再拔，或改用特殊型号的罐具。

5. 防止罐具脱落 拔罐时，患者不要随便移动体位，以免罐具脱落。罐具数目多时，距离不宜排的太近，否则因罐间互相挤压而致脱落。

6. 注意患者的反应 在拔罐时，随时询问患者的感觉，如患者有发热、发紧、发酸、凉气外出、温暖、舒适、思眠入睡等，都属于正常得气现象。如出现胀痛较明显，或灼热感难受时，应立即起罐，变换部位再行拔罐，或减小吸拔力，或改用口径较小的罐具多拔几次。拔罐后无感觉为吸拔力不足，应重拔。如出现晕罐时，按前述的异常反应予以处理。对于初次治疗、紧张、年老体弱的患者，尤其要注意发生意外反应，以便及时处理。对这类患者宜选用小号罐具，拔的罐数要少，并尽量采用卧位。

7. 保护拔罐处皮肤 起罐操作时不可硬拉或旋转罐具，以防引起疼痛或损伤皮肤。

8. 受术者的配合 受术者应该采取"柔道"的方法，即在实施罐诊罐疗时，全身要柔，柔似婴儿；呼吸要柔，绵绵不绝；意念要柔，如流水穿堤。会使周身气血更容易通畅，增强调理的效果。

二、禁忌

拔罐疗法虽然适用范围广，但并不是万能疗法，也有其适应证与禁用部位。

1. 适应证 凡有下列情况（或疾病）之一者，应当禁用或慎用。凡中度或重度心脏病、心力衰竭；全身性水肿；有出血倾向者（如血友病、紫癜等）；失血证（如咯血、呕血、吐血、便血等）；白血病、恶性肿瘤；高热；全身剧烈抽搐或痉挛；重度神经质；活动性肺结核；狂证、广泛性皮肤病、狂燥不安、不合作；或施术部位溃疡；全身高度水肿；受术局部有疝气史；某些妇女月经病，外伤骨折等，禁忌拔罐。极度衰弱、醉酒、过度疲劳、过饥、过饱、过渴、皮肤失去弹性及皮肤高度过敏的患者，当慎用。

2. 禁用部位 凡大血管通过之处、乳头、心搏处、鼻部、耳部、前后阴、静脉曲张处、浅显动脉分布处（如腹股沟动脉搏动处、足背动脉搏动处、颈前上端两侧的颈动脉搏动处）、孕妇腹部及腰骶部、敏感穴位（如合谷、三阴交等），应当慎用。

拔罐疗法的适应证与不宜拔罐的部位，不是绝对的，有人用此法治疗水肿、精神病、高热、活动性肺结核等，未见不良反应，且收效甚佳。也有用于乳头、心搏处、鼻部、耳部、前后阴等，也无不良反应。但在临床应用时，以上情况还是要尽量避免使用，必须选用时，也应慎用。

另外，因气色形态罐诊罐疗法使用含磁头的罐具，故拔罐操作前应询问受术者是否带有心脏起搏器等金属物体，有佩带者应禁用！可换用不含磁头的罐具进行拔罐操作。

第六节　罐诊罐疗法的应用原则

一、多实践

和其他应用科学一样，气色形态罐诊罐疗只有多应用、多实践才可能学会、学好、用好。学习由学和习两个字组成，学是读书、老师教授，习是自己温习和实践。

二、扬长避短

长处：主要用于常见病、多发病的诊断。从临床角度来看又有两个特点：一是重在常见病、多发病的诊断。我们在下篇中所列病症，基本囊括了全国中等、高等医学院校教材的临床各科病种，均为常见病、多发病、从临床上看，基本可以满足需要。短处：有些疾病的位、相尚需要继续探讨，对于艾滋病、血液病等尚没发现规律，需要进一步完善，待成熟后方能应用于临床。这就希望大家在应用该方法时，要保持清醒的头脑，不要觉得用该方法能看出一部分疾病后就认为："你们医生现行的本事有什么，问上老半天、查老半天、花不少钱，还不如我拔5分钟的罐。"如果这样，就会固步自封，罐诊的水平自然无法提高，而罐诊这门学术也会停滞不前，就不能更进一步地为社会服务，就有悖于罐诊罐疗方法的初衷了。

学海无涯，任何一门即使是再先进的学问，都需要不断从各方面吸取营养、不断地自我完善，才能立于不败之地。气色形态罐诊罐疗，只有不断摸索、不断完善，才能逐渐地、更好地发挥其作用。

三、与中西医诊法结合并重

气色形态罐诊法作为一种诊断方法，是有其独特之处的，经过多年的临床验证、筛选、总结，以及全国许多有志于研究此诊法的同行们的重复验证，气色形态罐诊法基本符合中西医一般临床的需要和要求。但是，这并不意味着该方法就完美无缺，更不能因此包罗万象，忽视或排斥中西医常规诊断方法。

从临床实际情况看，中医学的望、闻、问、切；以及西医学的一些现代的诊断方法，尤其是像B超、CT、核磁共振等先进的辅助检查方法，各有独到之处，谁也不能取代谁。

中医学和西医学，要互相学习、借鉴、取长补短，绝不能互相排斥、对立。因为从本质上讲，中医学、西医学都是研究的同一个内容即人的健康问题，只不过角度不同、所用的方法及表达的侧重面不同而已，二者之间本没什么矛盾或对立可言，或者可以说是一个事物的两个研究面。如果人为地制造对立，那就会使自己在医疗技术上少一个手段，结果必然是主观上阻碍了各自学科学术的发展。

气色形态罐诊法是古老而又新兴的一门学科，虽然它有许多独特之处，但在一般情况下，它同中西医学的常规诊断方法一样，是一种诊断方法，它不仅不能同其他医学诊断方法对立，而且还应该学习、借鉴常规的诊断方法，有时还要在临床上互相配合使用。

中医学有四种诊断方法——望、闻、问、切，虽然古人也称"望而知之谓之神"，但望诊毕竟只是一诊，而气色形态罐诊法属于望诊的范畴，是望的一个部分。况且，罐诊所收集到的信息量毕竟有限度，在不少情况下要想得出确切的辨证结果，需要同中医其他的诊法结合，尤其是与舌诊、脉诊结合。现代科学的统计表明，人体的健康或疾病信息有80%左右从视觉中可以获得，这说明尚有20%的健康信息要用其他方法收集。因此，中医辨证认病时要四诊合参，才能准确。

古人在实践中有许多体会，值得我们参考、借鉴。

在《内经》中非常鲜明地提出了望色与切脉并重的诊断方法，在《素问·移精变气论篇》中指出："上古使僦贷季，理色脉而通神明……，治之要极，无失色脉。用之不惑，治之大则。"僦贷季就是黄帝的师爷、岐伯的老师，也具有通过望色切脉诊病的本领，并且达到"通神明"的程度。而且认为，色脉并重如果用以指导制定治疗原则，就不会出现失治、误治、辨证不明的情况。后世医家多在此基础上，根据各自的经验加以发挥，如金元四大家之一朱震亨在《丹溪心法》中专列"能合色脉可以万全"论，指出："诚能察其精微之色，诊其微妙之脉，内外相参而治之，则万举万全之功可坐而致也。"清代名医喻嘉言在《医门法律》中将色脉合参列为"律一条"，认为："凡治病不合色脉，参考经验。得此失彼，得偏遗全，只名粗工。"从实际情况看，望色、切脉较难掌握，但却能比较确实地反映疾病实质。

中医、西医、气色形态罐诊罐疗，事实证明各有长短，不能相互取代。只有互相学习、取长补短，才能更好地为人类健康服务。

四、要树立整体观念

应用气色形态罐诊法的一个原则是，要有整体观念。从整体观点的角度去认病辨证，分清主次。

整体观念本来与辨证论治一起是中医学术的两大特点。

整体就是统一性和完整性。中医学非常重视人体本身的统一性、完整性及其与自然界的相互关系，它认为人体是一个有机整体，构成人体的各个组成部分之间，在结构上是不可分割的，在功能上是相互协调，相互为用的，在病理上是相互影响的，同时也认识到人体与自然环境有密切关系，人类在能动地适应自然和改造自然的斗争中，维持着机体的正常生命活动。这种内外环境的统一性，机体自身整体性的思想，称之为整体观念。

由于在罐诊中机体自身的整体性与本书关系较大，我们稍加介绍。

人体是有机的整体，人体是由若干脏器和组织、器官所组成的。各个脏器、组织和器官，都有着各自不同的功能，这些不同的功能又都是整体活动的一个组成部分，决定了机体的整体统一性。因而在生理上相互联系，以维持其生理活动上的协调平衡。在病理上则相互影响。机体整体统一性的形成，是以五脏为中心，配以六腑，通过经络系统"内属于脏腑，外络于肢节"的作用而实现。五脏是代表着整个人体的五个系统，人体所有器官都可以包括在这五个系统之中。人体以五脏为中心，通过经络系统，把六腑、五体、五官、九窍、四肢百骸等全身组织器官联系成有机的整体，并通过精、气、血、津液的作用，来完成机体统一的功能活动。这种五脏一体观反映出人体内部器官是相互关系而不是孤立的，是一个统一的整体。

经络系统联系全身，它把脏腑、经络、肢体、五官九窍等联结成一个统一整体。而气血津液理论和形神统一学说，则反映了机体与形体的统一性和整体性。整体观还体现于"阴平阳秘"和"亢则害，承乃制，制则生化"等理论，说明人体阴阳的制约、消化和转化，以维持相对的动态平衡，以及五行的相生相克，都是正常生理活动的基本条件。特别是"制则生化"的理论，更进一步揭示脏腑间的相反相成、克中有生，有维持机体生化不息、动态平衡中的重要意义。这种动态平衡观、制约观，对中医生理学的发展有重要意义。

中医学不仅从整体来探索生命活动规律，而且在分析病症的病理机制时，也首先着眼于整体，着眼于局部病变所引起的整体病理反应，把局部病理变化与整体病理反应统一起来，既重视局部病变和与之直接相关的脏腑、经络，又不忽视病变之脏腑，经络对其他脏腑经络产生的影响。

人体的局部与整体是辨证的统一。人体某一局部区域内的病理变化，往往与全身脏腑、气血、阴阳的盛衰有关。由于各脏腑、组织、器官在生理、病理上的相互联系和影响，就决定了在诊治疾病时，可以通过五官、形体等变化，了解和判断内脏病变，从而做出正确的判断和治疗。

总之，中医学在阐述人体的生理功能、病理变化，以及对疾病的诊断、治疗时，都贯穿着"人体是有机的整体"这个基本观点。

这个整体观点用到罐诊中来，同样是一条指导诊断的原则。

从中医学上来讲，自不必说，在整体观念指导下的辨证论治就是很好的体现。

辨证论治是中医认识疾病和治疗疾病的原则，是中医学对疾病的一种特殊的研究和处理方法。

证，是机体在疾病发展过程中某一阶段的病理概括。由于它包括了病变的部位、原因、性质，以及邪正关系，反映出疾病发展过程中某一阶段的病理变化的本质，因而比症状更全面、更深刻、更正确地揭示了疾病的本质。

所谓辨证，就是将四诊所收集到的症状和体征，通过分析、综合，辨清疾病的原因、性质、以及邪正之间的关系，概括、判断为某种性质的证。论治，又称施治。在这里略去不讲。

现代中医学诊病的特点是既辨病又辨证。

辨证辨病的要求，用在气色形态罐诊法中，是不难达到的，可以说，气、色、形态的概念里，全部含有中医辨证的内容，当初提出这三个概念，也是为辨证而设。

树立整体观点，在罐诊的西医诊断上也同样重要。西医学诊断疾病一般要求两点，一是定位，二是定性。有些情况下，据气色形态的变化而定性，比较容易。如咽喉区出现淡紫色，，诊为慢性咽喉炎；胃区有凹陷状并伴有淡紫色，诊为萎缩性胃炎，等等。但许多情况下，单靠一个位及相，无法确定，如头痛区有头痛的表现，患者有症状，可以由多种疾病引起，如感冒、高血压、脑肿瘤、青光眼、鼻窦炎等均可以引起，必须综合、全面地观察几个位及其相（相关的），才能诊断。

遇到这种情况，只有树立起整体观念，并在此原则指导下，才能得出正确结论。

特别是在罐疗使用中，系统的中医理论的指导对调理的效果具有重要的意义。

下篇　临床应用

SECTION

第八章　常见病多发病气
色形态罐诊罐疗

一般临床医学是按内、外、妇、儿、五官等来分科，这给一般社会民众带来很多困惑，觉得医学是极其复杂的学科。导致这种现象的出现，和西方的关注局部的思维方式有关。如果按照中国人惯用宏观的思维方式引入西医疾病种类的认识中，可以发现问题没有那么复杂！

诊断的终极目的是：定位、定性，围绕这一核心，通过研究，笔者发现人体主要分三个部分。

一、开放部分

包括呼吸系统、消化系统、泌尿系统、生殖系统，这四个系统均是人体对外开放的系统，呼吸系统对外要进行空气等的交换；消化系统要对外进行食物的吸纳及粪便的排泄；泌尿系统对外要排泄小便；生殖系统的对外开放更是不言而喻。

对于一般公众来说，不容易知道咽喉会有哪些常见疾病，按上述的归纳：咽喉属于呼吸系统，而呼吸系统属于开放部分，显然，其疾病种类不外两种：炎症、肿瘤。咽喉的炎症急性称为：急性咽喉炎；慢性应称为：慢性咽喉炎。咽喉的肿瘤良性少见，恶性即是：鼻咽癌。

其他器官依次类推。再如，妇科疾病，实际是女性的生殖系统的疾病，显然，归开放部分，其疾病不外炎症、肿瘤，炎症中的急性应称为：急性盆腔炎；炎症中的慢性应称为：慢性盆腔炎，良性肿瘤在子宫为子宫肌瘤，在卵巢为囊肿，恶性肿瘤则为：子宫颈癌。

二、密闭部分

心、脑血管，即专指心脏和大脑本身的血管，其特点是密闭，这部分常见病、多发病只有一种：供血不足。

三、其余部分

神经系统和运动系统的个别病，没有大的病种，如失眠多梦，很容易理解。运动系统虽然器官多，疾病也很常见，但诊断多不困难，罐诊无研究的必要。

因此，人体核心无所谓三部分（开放、密闭、其余），其常见病、多发病主要有三大类疾病（炎症、肿瘤、供血不足）。我们以此分类进行诊断、治疗，保健我们的身体，就会起到执简驭繁的效果。

具体保健的目标和要求，见气色形态手诊手疗的相关专著。

第一节　呼吸系统疾病

呼吸系统是机体与外界空气进行气体交换的一系列器官的总称。机体不断地吸入氧和排出二氧化碳的生理过程称为呼吸。呼吸系统包括肺和呼吸道。呼吸道包括鼻、咽、喉、气管和支气管。临床上，一般把鼻、咽、喉称为上呼吸道，把气管和支气管称为下呼吸道。

此外，胸膜和胸膜腔是呼吸的辅助装置。呼吸系统疾患，主要指上述器官的常见病、多发病。

【鼻】

鼻是呼吸道的起始，也是嗅觉器官。包括外鼻、鼻腔及鼻旁窦。

鼻的主要疾病，包括鼻外伤、鼻前庭炎、鼻腔异物、鼻中隔偏曲以及鼻部的炎症及肿瘤等。罐诊罐疗有临床意义的主要针对鼻部的炎症、肿瘤等常见疾病。

鼻的罐诊位置：在第一罐肺区的上沿外，呈弧形，见图8-1。（黑色部分代表相应的反应区，即图8-1中的黑色部分代表鼻区，以下皆同）。

一、急性鼻炎

急性鼻炎是由细菌或病毒等引起的鼻腔黏膜的急性炎症。俗称"伤风"或"感冒"，是一种具有传染性的疾病，有时为全身疾病的一种局部表现，多发于春秋两季。

1. 病因　本病为病毒感染，常继发细菌感染。当机体受凉、过度劳累、营养不良、维生素缺乏以

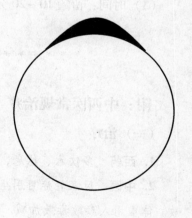

图8-1　鼻

及有害的理化因素等诱因作用下，使局部（鼻腔黏膜）和全身的抵抗力降低。致病微生物乘虚而入，在鼻腔黏膜内生长繁殖，乃至发病。此外，慢性扁桃体炎、慢性

鼻窦炎、鼻中隔偏曲，以及甲状腺功能减退，心、肝、肾等慢性病，常易诱发本病。急性鼻炎常为急性传染病如流感、麻疹等上呼吸道传染病的前驱症状。

2. 自觉症状 潜伏期一般为 1～3 天。①病人有鼻痒、鼻塞、喷嚏、鼻腔干燥、灼热感、鼻流涕等局部症状；②全身有乏力、微热、食欲不振等。

3. 罐诊征象 在鼻区，有鲜红的区域性弧型斑点；咽喉部及气管也可能同时出现。潜伏期或初期，鼻区可见有散在红点。

感冒的早期罐诊：肺区毛孔全开，为正在感冒。把肺区 7 等份，毛孔未开部分比例，预示着将要感冒的日期天数。

应该注意，因急性鼻炎病程短，大多数人在初起时即服用药物，使病情缓解，罐诊征象有时不很典型。

4. 诊断

（1）西医：罐诊征象结合症状，即可诊断。注意排除流行性传染病。

（2）中医：病名属"伤风鼻塞"。辨证分型有三种：

①风寒：恶寒重、发热轻、无汗身痛，舌苔薄白，脉浮紧。

②风热：发热重，舌苔薄黄，脉浮数。

③体虚：罐诊斑点无光泽，年老体弱或身体虚弱，乏力，脉浮无力或沉弱。

5. 罐疗

（1）部位：反应区：以肺区为中心。采用围罐法。腧穴：天突穴，风池穴。

（2）手法：采用单纯留罐。风热、风寒型，用泻法；体虚型用补法。

（3）时间：留罐 10～20 分钟。

* *

附：中西医常规治疗

（一）治疗

1. 西药 多饮水、休息，服复方阿司匹林、吗啉胍（病毒灵）等。

2. 中医 风寒轻症可用生姜红糖饮或葱豉汤；重症用荆防败毒散。风热用银翘散。体虚用人参败毒散加减。

（二）预防

1. 加强锻炼 适当的户外活动增强机体抵抗力。

2. 按摩 可于晨起或晚睡前按摩面部迎香穴；用拇指两侧擦鼻旁至有热为度。

3. 饮食 可用姜糖大枣汤（生姜、大枣各 9g，红糖 72g）预防。

4. 拔罐预防 在肺区与天突穴，使用一金一银罐对拔。

* *

二、慢性鼻（鼻窦）炎

慢性鼻炎是一种常见的鼻腔黏膜及黏膜下组织的慢性炎症，中医称"鼻窒"。鼻窦炎系鼻窦黏膜一般性炎症改变，中医称"鼻渊"。都是鼻部的常见病、多发病。因两者罐诊征象基本相同，临床表现也有很多相似之处，故一并讨论。

1. 病因 大多数由于急性鼻炎、急性鼻窦炎反复发作或治疗不彻底迁延而成。少数由于气候干燥、风沙较大或长期接触粉尘、有害气体的刺激所致。此外，全身慢性疾病、营养不良，邻近感染病灶的影响（如慢性扁桃体炎、鼻中隔偏曲、增殖体炎）以及鼻腔用药不当或为时过久等，均可引起。

2. 自觉症状 两病以鼻塞，分泌物增多，头痛为主要自觉症状。慢性单纯性鼻炎，其鼻塞为间歇性或交替性，白天或活动后减轻，夜间或久坐则加重，鼻塞时嗅觉减退；一般无头痛症状。慢性肥厚性鼻炎其鼻塞特点为持续性鼻塞，伴有头昏头胀痛、嗅觉减退或丧失。鼻窦性鼻塞多为患侧持续性鼻塞为主。头疼症状突出，常因急性发作而呈同急性鼻窦炎相同的定位、定时的头痛（因一般临床上不分太细，故不再详述）。同时有全身中毒症状，可有精神不振、乏力、头昏、记忆力减退等。

3. 罐诊征象 在鼻区有暗紫红色的斑点。

4. 诊断

（1）西医：罐诊征象与自觉症状相符即可确诊。必要时作鼻腔检查。

（2）中医：相当于鼻窒或鼻渊。辨证分型为两种：

①肺脾气虚，邪滞鼻腔：患者有鼻塞、流清涕等主症，遇寒冷或劳累加重，舌质淡红，苔白薄，脉缓无力。

②邪毒久留，气滞血瘀：患者感持续性鼻塞，涕多黄稠，舌质红或有瘀点，脉弦细。

5. 罐疗 同急性鼻炎，但疗程要较长。可根据病情多次治疗。

* *

附：中西医常规治疗

（一）西医

1. 慢性单纯性鼻炎 主要是局部治疗，原则是改善鼻腔通气，促使黏膜功能恢复，方法主要有以下几种：

（1）用1%麻黄素生理盐水，0.5%滴鼻净滴鼻，每日3次。

（2）可用超短波、红外线理疗，改善血液循环，缓解症状。

（3）鼻塞较重，病情顽固者可行下鼻甲黏膜下硬化疗法。

2. 慢性肥厚性鼻炎 若患者下鼻甲黏膜尚能收缩，可用治疗上述单纯性鼻炎的方法或用下鼻甲烧灼法（如：药物烧灼法、高频电力下鼻甲黏膜下电凝术或冷冻疗法等。）上述疗法无效者，可考虑下鼻甲黏膜部分切除术。

（二）中医

1. 肺脾气虚型

（1）内治：以肺脾气虚为主的，用参苓白术散加石菖蒲、藿香等。（炒扁豆、党参、白术、茯苓、陈皮、淮山药、莲子肉、薏苡仁、砂仁、桔梗、甘草）。

（2）外治：①碧云散（鹅不食草、川芎、细辛、辛夷花、青黛，共研细末，和匀）②鹅不食草（95%）、樟脑（5%），研末和匀，瓶装密封，用时以薄绢包裹药末少许塞鼻，每天换药1次。

2. 邪毒久留型

（1）内治：用当归芍药汤加减（当归、白术、赤芍、茯苓、泽泻、黄芩、辛夷花、白菊花、干地龙、甘草、薄荷、川芎）。

（2）外治：方法同肺脾气虚证型。

＊＊＊＊＊＊＊＊＊＊＊＊＊＊＊＊＊＊＊＊＊＊＊＊＊

三、过敏性鼻炎

过敏性鼻炎又称变态反应性鼻炎。为鼻腔黏膜的变态反应性疾病，是门诊常见病，中医称"鼻鼽"。临床上分为两型：一是常年性变态反应性鼻炎，症状不分季节，可随时发作；二是季节性变态反应性鼻炎，症状仅发生在一年的某一季节。本病可发生于任何年龄，但以30岁以下的青年人多见。

1. 病因 致敏源分为体外、体内两种。

（1）体外：吸入物如屋内尘土；动物的皮毛；含有芳香气味的物质；食物如牛奶，鸡蛋；物理因素如冷热、干湿等气候的改变以及药物等。

（2）体内：寄生于体内的细菌及其代谢产物等。

2. 自觉症状 典型症状为阵发性鼻内发痒，连续打喷嚏，流大量清水样或稀薄黏液样涕，伴鼻塞、嗅觉障碍。有时有流泪、头痛、耳内闷胀感等症状。发作特点为阵发性发作，有一定时间和规律，或者与致敏源接触后即突然发作，发作后可完全恢复正常。

3. 罐诊征象 在鼻区有暗紫红色的斑点。

4. 诊断

（1）西医：罐诊征象与自觉症状相符即可确诊。必要时作鼻腔检查。

（2）中医：相当于中医的鼻窒或鼻渊病。辨证分型为两种：

①肺脾气虚，邪滞鼻腔：有鼻塞、流清涕等主症，遇寒冷或劳累加重，舌质淡红，苔白薄，脉缓无力。

②邪毒久留，气滞血瘀：持续性鼻塞，涕多黄稠，舌质红或有瘀点，脉弦细。

5. 罐疗 同慢性鼻炎。

＊ ＊

附：中西医常规治疗

（一）西医

1. 病因治疗 避免与致敏因素接触。采取脱敏疗法，①特殊性脱敏疗法：寻找致敏源，采用避免法，亦可用致敏源制成针剂后，作脱敏注射。②非特异性脱敏疗法：采用双磷酸组织胺作皮下脱敏注射，逐渐增加剂量，使身体对组织胺产生耐受性，以达到治疗目的。

2. 药物治疗

（1）全身治疗：用抗组织胺药物支敏灵、氯苯那敏（扑尔敏）等；用激素类如醋酸可的松、泼尼松或泼尼松龙、磷酸钠（地塞米松）等；用葡萄糖酸钙改进血管通透性。

（2）局部治疗。用滴鼻剂外用，或用0.5%普鲁卡因封闭，也可用冷冻疗法。

（二）中医

（1）内治：肺气虚为主的，用温肺止流丹（《疡医大全》方：人参、荆芥、细辛、诃子、甘草、桔梗、鱼脑骨）。兼脾虚的用四君子汤加减；兼肾虚的用温肺止流丹加补肾药。

（2）外治：鹅食草，加入凡士林，制成100%药膏，涂入鼻腔，每日2～3次。

＊ ＊

四、上颌窦癌

鼻部的恶性肿瘤，以上颌窦癌为多见，多数为鳞状细胞癌。多见于40岁以上的成年男性，女性患病较少。

1. 自觉症状　临床表现癌多发于颌窦内，又常在慢性炎症的基础上发生，故早期症状不明显，易被忽略。因此应提高警惕，注意早期症状，如：牙痛，面颊部蚁行感，血性涕等均为重要的早期症状。晚期表现复杂。

2. 罐诊征象　在鼻区有咖啡色、暗青或暗紫色且边缘不清楚的凸起。

3. 诊断　罐诊征象提示，西医病理组织切片确诊。应与上颌窦囊肿及上颌窦炎和鼻息肉、三叉神经痛等进行鉴别。

4. 治疗　本疾病采用中西医常规治疗。

目前一般以手术加放射治疗法为主，并结合中医中药治疗。晚期癌肿多侵及筛窦、蝶窦，手术不易彻底，宜以放疗及化疗。

【咽、喉、扁桃腺】

咽是消化系统器官，有吞咽功能。喉不仅是呼吸的管道，也是发音的器官。扁桃腺是位于咽部的腺体。因三者解剖位置上相邻，罐诊位置及罐诊征象基本相同，故一并讨论。罐诊位置在肺区上1/4区域，见图8-2。

一、急性咽喉炎

急性咽喉炎是由细菌或病毒引起的一种急性炎症，多发于春秋季节，各种年龄均可发病。

1. 病因　咽炎多为细菌感染，主要致病菌为溶血性链球菌。喉炎多为病毒感染，继发细菌感染。多发于春秋季节，由于受凉、过劳、烟酒过度等诱因，使机体抵抗力下降，经飞沫或接触传染而发病。亦可为麻疹、猩红热等急性传染病的前驱症状。

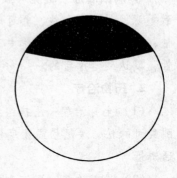

图8-2　咽喉、扁桃体

2. 自觉症状　起病急，可有发热、头痛、疲乏、食欲不振等症状。局部：咽炎有咽干、咽痛、吞咽时加重的症状。重者有吞咽困难，疼痛向耳部放射的症状。喉炎主要表现为声音嘶哑，讲话费力，喉内干痒，异物感，有阵发性咳嗽，有时有喉痛。有时两者主观感觉相似。

3. 罐诊征象　咽喉部出现鲜红色的斑点。斑点越红，症状越重。

4. 诊断

（1）西医：罐诊征象结合症状即可确诊。

（2）中医：相当于中医的"风热喉痹"。辨证属"风热"型为多，临床表现为咽干痛，苔薄白或微黄，脉浮数。

若有高热，咽部症状重，舌赤苔黄，脉数有力，为"胃腑实热"。

5. 罐疗

（1）部位：反应区：以肺区为中心，采用围罐法。腧穴：天突穴。

（2）手法：采用单纯留罐，泻法。

（3）时间：留罐 10～20 分钟。

* *

附：中西医常规治疗

（一）西药

同急性鼻炎。

（二）中药

1. 内治 风热型用疏风清热汤（荆芥、防风、牛蒡子、甘草、金银花、连翘、桑白皮、赤芍、桔梗、黄芩、天花粉、玄参、浙贝母）。胃腑实热，加清里热药，如黄连、生大黄等。

2. 外治 用冰硼散吹药（《外科正宗》方：玄明粉、朱砂、硼砂、冰片共研极细末）。

（三）预防

（1）积极锻炼身体，增强体质，提高机体抵抗力。

（2）注意口腔卫生，及时治疗附近组织疾病，避免过食辛辣刺激食物。

（3）多服清凉润肺饮料，如荸荠、白茅根、甘蔗煎水，或玄参、生地、麦冬煎水服。

* *

二、慢性咽喉炎

慢性咽喉炎是咽喉黏膜的慢性非特异性炎症，是常见病、多发病。中医称慢性咽炎为"虚炎喉痹"，慢性喉炎为"慢喉喑"。

1. 病因 屡发的急性咽炎、喉炎，治疗不当或病因未除。烟、酒、粉尘或有害物质刺激。临近的慢性病如慢性鼻炎以及全身性疾病如糖尿病，肝、肾疾病，内分泌紊乱，风湿等均可引起。慢性喉炎是某些人的职业病如演员、教师。

2. 自觉症状 慢性咽炎主要自觉症状为咽部不适，如干燥、灼热、微痛、刺痒、异物感等。说话多、气候变化和过劳时更为明显，清晨常咳出黏稠痰块，易引起恶心。慢性喉炎以声音嘶哑为主，早期声嘶症状时轻时重，讲话稍多即哑，伴有喉部不适、异物感，不断干咳，很少疼痛。若未及时治疗，症状逐渐加重，嘶哑呈持续性，重者可致失音。

3. 罐诊征象　在咽部有暗紫色斑点。

4. 诊断

（1）西医：罐诊征象结合自觉症状诊断即可确诊。

（2）中医：相当于中医的"虚火喉痹"。中医辨证属肺肾阴虚。舌红少苔、脉细数。

5. 罐疗

（1）部位：反应区：以肺区为中心，采用围罐法。腧穴：天突穴。

（2）手法：采用单纯留罐，补法。

（3）时间：留罐 10 ~ 20 分钟。

＊＊＊＊＊＊＊＊＊＊＊＊＊＊＊＊＊＊＊＊＊＊＊＊＊

附：中西医常规治疗

（一）西医

（1）选用复方碘甘油或 2% 硼酸甘油涂拭咽部，有收敛和消炎的作用。

（2）对肥大的淋巴滤泡，可用化学药物或电烙法，分次烧灼。

（3）可内服维生素 B_2、维生素 A、维生素 E 等。

（二）中医

证属肺肾阴虚的用六味地黄汤加玄参、麦冬、石斛等。（六味地黄汤：山萸肉、淮山药、茯苓、泽泻、牡丹皮、熟地黄）。

（三）预防

锻炼身体，增强体质，防止呼吸道感染，避免烟酒刺激，积极治疗急性咽炎及口腔、鼻部和全身慢性病，对在粉尘及有害气体环境下工作的人员要加强劳动保护，改善劳动条件。多服清凉润肺饮料，如荸荠、白茅根、胖大海煎水。常拔肺区等有关部位。

＊＊＊＊＊＊＊＊＊＊＊＊＊＊＊＊＊＊＊＊＊＊＊＊＊

三、鼻咽癌

鼻咽癌为我国常见恶性肿瘤之一，以华南地区发病率为最高。发病年龄在 30 ~ 50 之间，男多于女。本病好发于鼻咽顶部及咽隐窝。

1. 病因　病因不明，近年来研究证明可能与类疱疹病毒（也称 EB 病毒）感染有关，此外遗传及环境因素与鼻咽癌发生也有一定关系。

2. 自觉症状　因为重在早期诊断，故介绍本病早期的临床表现。

（1）血性涕：早期多表现回吸鼻涕中带血，以晨起后多见。

（2）颈淋巴结转移：常在早期发生，在患侧颈上部乳突尖下方出现一无痛肿块，质硬，与皮肤无粘连，继之可波及颈中、颈下部，大小不等。

（3）颅神经症状：早期侵犯第 V 颅神经，出现剧烈头痛、复视及患侧眼球不能外展等症状。

鼻咽部检查、颅底 X 线拍片均会有所发现。确诊的办法是作病理涂片检查。

3. 罐诊征象　在患者咽喉部位，有深棕色、深咖啡色、深紫色或暗青色的凸起，且凸的边缘呈锯齿状，根底不清楚。也就是说，仔细观察，气色斑点的外形轮廓似乎有一个根。

一般讲，恶性肿瘤的气色形态表现非常明显。主要可以依据三点来判断。①重色，通常是深紫色，咖啡色或黄棕色、暗青色的；②凸起，呈硬节状，在背部罐印上孤零零的，非常明显；③凸起的形态边缘不清楚，有锯齿状或放射状的感觉。遇到这类罐征，就要马上引起高度重视，即使检查结果正常，也应注意追踪观察。

另外，若因嗜烟、灰尘长期刺激等原因，咽的部位可能出现类似的罐诊征象，要注意鉴别。

4. 诊断

（1）西医：罐诊征象必须结合症状、病理等，方能确诊。

（2）中医：一般围绕主要症状进行诊断，即以鼻出血为主，诊为"鼻出血"，以头痛为主，诊为"头痛"。难以一一而定。

5. 治疗　以中西医常规治疗为主。

* *

附：中西医常规治疗

（一）西医

1. 放射治疗　是当前主要的治疗方法，常用 ^{60} 钴或深部 X 线照射，亦有用腔内镭疗者。早期治疗，疗效比较理想。

2. 化学药物治疗 应用于晚期病人有远端转移者，放疗后复发者，或用以配合放射治疗。常用环磷酰胺等药。

（二）中医

中药治疗常用药物有白花蛇舌草、半边莲、半枝莲等。

＊＊＊＊＊＊＊＊＊＊＊＊＊＊＊＊＊＊＊＊＊＊＊＊＊＊＊

【气管、支气管】

气管上接喉部，在胸骨角水平分为左、右两个支气管。支气管疾病是临床上的常见病，多发病。

罐诊位置在肺区两侧，呈竖条状，见图8－3。

支气管因受到细菌、病毒的感染或物理、化学因素的刺激以及过敏等而发生的炎症称之支气管炎，常以咳嗽、咯痰或喘促为主要症状。临床分为急性与慢性两类。一般以病程不超过一个月，伴有感冒症候群，病变局限于黏膜，痊愈后能完全恢复黏膜结构和功能者称急性支气管炎；凡病程超过二个月，并连续两年以上发病，或一年发病连续三个月以上引起黏膜及其周围组织炎症者称慢性支气管炎。慢性支气管炎如果治疗不及时

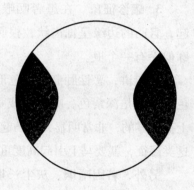

图8－3 气管、支气管

可并发肺气肿、肺源性心脏病，严重影响劳动力，甚至危及生命。

支气管炎是一种常见病、多发病。发病季节以冬季多见。急性者可发生于任何年龄，慢性者以成年人为多，我国慢性支气管炎发病率甚高，50岁以上的患病率约为10%～24%，寒冷地区尤为突出。

本病可参考中医学的"咳嗽"、"痰证"、"饮证"、"喘证"等辨证施治。

一、急性支气管炎

急性支气管炎，是支气管黏膜的急性炎症，常与鼻、咽部急性炎症并发。

1. 病因 大部分由病毒、细菌引起，多是"上呼吸道感染"（急性鼻炎、咽炎的统称）迁延而来。

2. 自觉症状　起病急，以咳嗽、咯痰为主，可伴有胸闷、胸痛、咽痛、鼻塞流涕等症状。

3. 罐诊征象　在支气管区出现鲜红色的斑点。

4. 诊断

（1）西医：罐诊征象结合症状、病史即可诊断。

（2）中医：按中医咳嗽辨证，证型参照"急性鼻炎"。

5. 罐疗

（1）部位：反应区：以肺区为中心，采用围罐法。腧穴：天突穴，神阙穴。

（2）手法：采用单纯留罐，平补平泻法。

（3）时间：留罐 10 ~ 20 分钟。

* *

附：中西医常规治疗

（一）西医

（1）对症治疗：咳嗽剧烈时，可给予止咳剂，如棕色合剂、复方甘草片。兼喘者，可用氨茶碱口服；喘急可配入 5% 高渗糖中缓慢静脉滴注。痰多用盐化铵等祛痰剂。

（2）控制感染：急性发作者或急性支气管炎，可口服复方新诺明。病重者，可肌内注射或静脉滴注抗生素，如青霉素、氨苄西林、头孢菌素等。

（3）菌苗注射：在慢性支气管炎发作季节前一个月开始注射"哮喘菌苗"。可注射一个发作季节，也可全年注射。

（二）中医

（1）急性支气管炎方药同急性鼻炎。

（2）慢性支气管炎的痰饮型用小青龙汤加减（炙麻黄、桂枝、五味子、白芍、半夏、细辛、干姜、甘草）。

虚证用《金匮》肾气丸加减（炙附片、肉桂、熟地、山药、山萸肉、茯苓、泽泻）。

（三）预防

（1）经常拔治疗的相关部位，时间在 10 分钟内，补法。

（2）积极开展卫生宣传教育，改善环境卫生和工业卫生，积极消除烟尘和空气污染，加强劳动保护。

（3）锻炼身体，增强体质。在全身锻炼的基础上，还可以做耐寒锻炼。方法是从夏天开始，用冷水洗脸、洗鼻、洗手、擦身，长期坚持下去，至冬天仍不间断。

（4）提倡戒烟。已患支气管炎的病人，应当绝对忌烟。

* *

二、慢性支气管炎

慢性支气管炎是气管、支气管黏膜及周围组织的非特异性慢性炎症。是一种严重危害人民健康的常见病。如不及时治疗，可导致肺气肿、肺原性心脏病等严重并发症。

1. 病因　本病病因尚未完全明了，但多数认为是一种多病因的疾病。与感染因素、理化刺激因素、过敏因素等均有关。

2. 自觉症状　以长期反复发作的咳嗽、咯痰或伴有喘息为主要表现，每次发作的时间都在 2 个月以上，并有连续 2 年以上的病史或一年连续发病 3 个月以上。轻者，仅在晨起或晚睡时较为明显。多数患者寒冷季节症状较显著，天暖则症状减轻或消失。

3. 罐诊征象　在支气管区有紫红色的斑点。

4. 诊断

（1）西医：罐诊结合自觉症状即可诊断，应排除其他慢性呼吸道疾病。

（2）中医：本病属于"咳嗽"、"喘证"，咳嗽辨证分型如下：

①痰湿蕴肺：咳嗽反复发作，尤以晨起咳甚，咳声重浊，痰多，痰黏腻或稠厚成块，色白或带灰色，胸闷气憋，痰出则咳缓、憋闷减轻。常伴体倦，脘痞，腹胀，大便时溏，舌苔白腻，脉濡滑。

②痰热郁肺：咳嗽气息急促，或喉中有痰声，痰多稠黏或为黄痰，咳吐不爽，或痰有热腥味，或咳吐血痰，胸胁胀满，或咳引胸痛，面赤，或有身热，口干欲饮，舌苔薄黄腻，舌质红，脉滑数。

③肝火犯肺：上气咳逆阵作，咳时面赤，常感痰滞咽喉，咯之难出，量少质黏，或痰如絮状，咳引胸胁胀痛，咽干口苦。症状可随情绪波动而增减。舌红或舌边尖红，舌苔薄黄少津，脉弦数。

④肺阴亏耗：干咳，咳声短促，痰少黏白，或痰中带血丝，或声音逐渐嘶哑，口干咽燥，常伴有午后潮热，手足心热，夜寐盗汗，口干，舌质红少苔，或舌上少津，脉细数。

5. 罐疗

（1）部位：反应区：以肺区为中心，采用围罐法。腧穴：脾俞穴、肾俞穴、天突穴、神阙穴、足三里穴。

（2）手法：采用单纯留罐，平补平泻法。

（3）时间：留罐 10～20 分钟。

* *

附：中西医常规治疗

（一）西医

1. 急性加重期的治疗

（1）控制感染：抗菌药物治疗可选用喹诺酮类、大环类酯类或磺胺类口服，如果能培养出致病菌，可按药敏试验选用抗菌药。

（2）镇咳祛痰：可使用复方甘草合剂 10ml，每日 3 次；或复方盐化铵合剂、溴己新等按规定剂量使用。干咳为主者可用镇咳药物，如右美沙芬、那可丁或其合剂等。

（3）平喘：有气喘者可加用解痉平喘药，如氨茶碱或用茶碱控释剂。

2. 缓解期治疗

（1）戒烟，避免有害气体和其他有害颗粒的吸入。

（2）增强体质，预防感冒，也是防治慢性支气管炎的主要内容之一。

（3）反复呼吸道感染者，可试用免疫调节剂，如细菌溶解产物、卡介菌多糖核酸、胸腺肽等，部分患者可见效。

（二）中医

1. 痰湿蕴肺　用二陈汤合三子养亲汤加减（方药：陈皮、半夏、茯苓、甘草、莱菔子、白芥子、紫苏子）。

2. 痰热郁肺　用清金化痰汤加减（方药：黄芩、山栀子、知母、桑白皮、瓜蒌仁、贝母、麦门冬、橘红、茯苓、桔梗、甘草）。

3. 肝火犯肺　用黛蛤散合黄芩泻白散（方药：青黛、海蛤壳、黄芩、桑白皮、地骨皮、粳米、甘草）。

4. 肺阴亏耗　用沙参麦冬汤加减（方药：北沙参、玉竹、麦冬、天花粉、扁豆、桑叶、生甘草）。

* *

三、支气管扩张症

支气管扩张症是常见的慢性呼吸道疾病，其病理特点为支气管管壁破坏和管腔扩张。

1. 病因 支气管感染和阻塞是引起本病的基本因素，肺纤维收缩和胸膜黏连也可以牵拉造成支气管扩张。

2. 自觉症状 以慢性咳嗽、大量脓痰、反复咯血为主要表现，个别患者可有发热等。

3. 罐诊征象 支气管区有紫偏白色的斑点。

4. 诊断

（1）西医：罐诊征象结合症状即可确诊。必要时可行痰液检查，X 线检查或支气管镜检查。

（2）中医：根据主症不同而分属于中医的不同证候，如以咳嗽为主，辨证分型按咳嗽分，参见"慢性支气管炎"。

若以咯血为主，则属中医"血证"，急性期一般不进行中医辨证治疗。

5. 罐疗

（1）部位：反应区：以肺区为中心，采用围罐法。腧穴：脾俞、肾俞、足三里。

（2）手法：采用单纯留罐，平补平泻法。

（3）时间：留罐 10～20 分钟。

＊＊＊＊＊＊＊＊＊＊＊＊＊＊＊＊＊＊＊＊＊＊＊＊＊＊＊

附：中西医常规治疗

（一）西医

1. 保守治疗

（1）体位引流排痰。

（2）使用氯化铵、碘化钾等祛痰剂。

（3）选用青霉素等抗生素，口服或静脉滴注。

（4）大咯血处理：用安络血等药，在医院中观察。

2. 手术治疗 适于单侧病变局限或双侧范围广，并有反复感染或反复咯血者，根据病情可考虑手术作肺段或肺叶切除。

（二）中医

咳嗽方药见慢性支气管炎。

* *

【肺脏】

肺是人体交换气体的器官，是呼吸系统的"中枢"，位于胸膜腔内，肺部疾病罐诊的临床价值也较大。

肺脏罐诊位置在肺区中间，呈方块区域，见图8-4。

肺炎是常见呼吸道疾病，可由多种原因引起，它的分类方法有多种。

按病因分类分为细菌性、病毒性、支原体性、立克次体性、霉菌性、过敏性、化学性、放射性等。

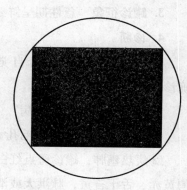

图8-4 肺脏

按病变解剖分布可分为大叶性、小叶性（支气管性）和间质性等。

前一种分类法对指导治疗有意义，故临床上多用前者。

一、肺炎

（一）小叶性肺炎

1. 病因　本病是由肺炎支原体引起的急性呼吸道感染伴有肺炎。多发于冬季，以青壮年及儿童多见，又称支气管肺炎。

2. 自觉症状　起病缓慢，多数病情较轻，可无症状或仅有上呼吸道感染症状。少数病例有明显症状，主要表现有发热、咳嗽，发热在38℃左右，常伴有畏寒、头痛、乏力、咽痛、肌肉酸痛。咳嗽为最主要的症状，在发病后2~3天出现，初为干咳，以后有小量黏液痰，严重时可有血痰，热退后咳嗽可继续存在。咳嗽剧烈时引起胸痛。

（二）大叶性肺炎

大叶性肺炎又称肺炎球菌肺炎，是细菌性肺炎中最常见的一种，由肺炎球菌引起。多发生于冬春季，以青壮年多见，男性多于女性。本病四季皆可发病，而多发生于冬春两季。青壮年多见，男多于女。

1. 病因　大叶性肺炎的病因主要是由肺炎双球菌引起的。在部分健康人鼻咽部可带有这种细菌。发病与否，主要取决于人体的抗病能力，亦与肺炎双球菌不同型的毒力有关。在诱发因素的影响下，例如：当人体由于呼吸道感染（往往是病毒性感染）破坏了黏膜的正常功能，或因受寒、饥饿、疲劳、醉酒等削弱了机体的抗病能力，致使肺炎双球菌得以沿上呼吸道向下蔓延，随着含菌黏液进入肺泡，并迅速在肺泡内生长繁殖，依靠它对组织的侵袭能力引起肺炎。

2. 自觉症状　起病急骤，寒战、高热（39℃～40℃）、咳嗽咯铁锈色痰、胸痛、呼吸困难。

3. 罐诊征象　急性期呈鲜红色，慢性期呈浅暗红色。

4. 诊断

（1）西医：罐征结合自觉症状，诊断不难。必要时作 X 线检查等以帮助确诊。

（2）中医：属"肺热病"、"风湿"范畴。辨证分型有三种：

①邪犯肺卫：罐诊斑毛孔大，色红，症见恶寒发热。舌边红苔薄白，脉浮数。

②痰热壅肺：罐诊斑点红白相间，症见但热不寒。咳痰黄稠或咳铁锈色痰、小便黄赤、舌干苔黄，脉洪大或滑数。

③气阴两亏：罐诊斑点暗红或白而无光泽，患者咳嗽，自汗，手足心热，舌红苔薄，脉红数。

5. 罐疗

（1）部位：反应区：以肺区为中心，采用围罐法。

（2）手法：采用单纯留罐，平补平泻法。

（3）时间：留罐 10～20 分钟。

本病发展快，罐疗为辅助疗法，并可在相关位置配合刺络放血。主要靠中西医常规治疗。

＊＊＊＊＊＊＊＊＊＊＊＊＊＊＊＊＊＊＊＊＊＊＊＊＊＊

附：中西医常规治疗

（一）西医

1. 抗生素　首选青霉素，肌内注射即可。对该药过敏者可选用头孢菌素等药。

2. 有中毒症状者　应大剂量抗生素与抗休克治疗并用。

3. 一般治疗　卧床休息，给予易消化饮食，鼓励多喝水。随时注意观察病情变化，如血压、呼吸、脉搏、神志和尿量等。高热、咳嗽时对症治疗。

（二）中医

1. 邪犯肺卫　银翘散加减（方药：银花、连翘、淡竹叶、荆芥、薄荷、芦根、前胡、桑白皮、瓜蒌皮、黄芩）。

2. 痰热壅肺　用麻杏石甘汤合千金苇茎汤加减（方药：麻黄、杏仁、生石膏、苇茎、冬瓜仁、桃仁、生苡仁、天竺黄、鸭跖草、甘草）。

3. 气阴两亏、痰热未清　用竹叶石膏汤加减（方药：沙参、麦冬、贝母、茯苓、党参、生石膏、杏仁、淡竹叶、天花粉）。

* *

二、肺结核

结核病是由结核杆菌引起的慢性传染病。机体被结核菌感染后病变可累及全身各器官，但以肺结核最为常见。

1. 自觉症状　呼吸系统局部症状有：咳嗽、咳痰为早期症状，半数有咯血，病变范围波及胸膜时有胸痛症状，少部分患者有气促。全身症状有：乏力、心悸、食欲不振、消瘦、盗汗和发热，常为下午低热，当肺部病灶急剧进展时，可有高热。此外，女性患者可有月经失调和闭经等。

2. 罐诊征象　肺区有凸起的一个或数个圆形或椭圆形的白色或红而暗的斑点。有黄棕色凸起斑点是结核病灶痊愈后遗留的钙化点。

3. 诊断

（1）西医：罐诊征象结合症状诊断即可确诊。要确定病变类型需进一步进行 X 线等检查。

（2）中医：称为"肺痨"，辨证分为两型：

①肺阴亏损：患者干咳少痰，咽干，舌质红苔薄黄少津，脉数。

②阴虚火旺：患者骨蒸潮热，五心烦热，反复咯血，量多色鲜，舌红绛，脉象细数。

4. 罐疗

（1）部位：反应区：以肺区为中心，采用围罐法。腧穴：膏肓。

（2）手法：采用单纯留罐，平补平泻法。

（3）时间：留罐 10～20 分钟。

* *

附：中西医常规治疗

（一）西医

1. 抗结核药物　如异烟肼、链霉素、利福平、乙胺丁醇等。

注意凡是活动性肺结核，都需要用抗结核药物治疗。用药应早期、充分、联合协同用药。

2. 激素类　重症结核配合抗结核药应用。

3. 对症处理　如咯血时用对羧基苄胺，维生素 K_3 等。大量咯血可用脑垂体后叶素。咳嗽可给予复方甘草合剂等。

（二）中医

1. 肺阴亏损　用百合固金汤加减（方药：百合、麦冬、玄参、生地、熟地、当归、芍药、桔梗、甘草、贝母、百部）。

2. 阴虚火旺　用秦艽鳖甲散加减（方药：鳖甲、知母、当归、秦艽、柴胡、地骨皮、青蒿、乌梅）。

对症处理上，如少量咯血用白及粉、三七粉等，疗效很好。

（三）预防

（1）大力开展预防宣传工作。经常拔相关部位，时间在 10 分钟内，用补法。

（2）进行结核菌苗（卡介苗）接种，以增强人体对结核菌的抵抗力，降低发病率。

* *

三、支气管肺癌

支气管肺癌简称肺癌，起源于支气管，是最常见的肺部恶性肿瘤，近年来发病率有所增加，多发生于 40 岁以上，男性多于女性。

1. 病因　目前本病病因未明，一般认为与长期吸烟、吸入某些工业粉尘、废气、放射性物质以及肺部慢性炎症等因素有关。

2. 自觉症状　肺癌的症状取决于它的发生部位、发展阶段和并发症。早期可无症状。常见症状有咳嗽、血痰、胸痛、气促及转移压迫引起的症状，咳嗽是最常见的早期症状，特点为刺激性干咳或咳吐血痰。

3. 罐诊征象　肺及支气管区可见凸起的白色或黄色斑点，边缘不清，应考虑本病。

4. 诊断

（1）西医：罐诊征象结合症状、年龄、X线检查或支气管镜等检查，诊断要慎重、果断。

（2）中医：早期多属气滞血瘀、痰湿毒蕴；晚期多为气阴两虚。

5. 治疗　以中西医常规治疗为主，拔罐治疗为辅。罐疗方法同上。

* *

附：中西医常规治疗

（一）西医

1. 手术治疗　是治疗肺癌的主要手段。早期、中心型肺癌，术后五年存活率较高。但要严格掌握手术适应证。

2. 化疗　①鳞状细胞癌及未分化癌可依次选用；环磷酰胺、氮芥等。②腺癌可依次选用：5-氟尿嘧啶、自力霉素、环磷酰胺、氮芥等。

3. 放射治疗　适用于不能施行手术的肺癌，病灶范围不广泛（癌肿直径不超过6cm），没有远处转移者；或用以缓解压迫症状；或作为手术后配合治疗。

4. 对症、支持疗法　减轻症状、补充营养。

（二）中医

1. 早期

（1）属气滞血瘀者：用血府逐瘀汤加减（方药：当归、生地、桃仁、红花、赤芍、枳壳、柴胡、海藻、夏枯草、炙山甲、天花粉、瓜蒌仁）。

（2）属痰湿毒蕴者：用导痰汤加减（方药：胆南星、半夏、茯苓、陈皮、鱼腥草、桑皮、前胡、薏仁、马兜铃、厚朴、半枝莲、白花蛇舌草）。

2. 晚期　多属气阴两虚，用生脉散加减（方药：党参、麦冬、沙参、五味子、山药、贝母、瓜蒌、山慈菇、夏枯草），有一定疗效。

* *

第二节　心脑血管疾病

人体的循环系统是输送血液和淋巴的一套封闭管道的总称。它包括心脏、动脉、毛细血管、静脉和淋巴管。循环系统的生理功能是通过血液循环，使机体得以分配氧和营养物质，排出二氧化碳和其他代谢产物，并有输送激素和调节体温的功能。

【心血管疾病】

冠状动脉罐诊位置：位于心区的中心，呈正竖直直条形，占横直径的中间 1/4，见图 8－5。

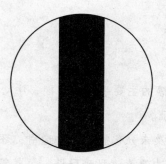

图 8－5　冠状动脉

心肌罐诊位置：冠状动脉区两侧的外围，见图 8－6。

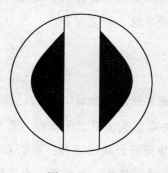

图 8－6　心肌

一、高脂血症

高脂血症指血液中一种或多种脂质成分异常增高，如高胆固醇血症、高甘油三酯血症。

高脂血症是动脉粥样硬化的主要发病因素之一，由于血液中的脂质是以与蛋白结合成脂蛋白的形式运转的，所以高脂血症也常反映了高脂蛋白血症的存在，故这里仅讨论高脂血症。

正常人的血液中含有多种脂质，如总胆固醇、胆固醇脂、甘油三酯、磷脂、游离脂肪酸等。而且空腹抽血检查时，其含量在一定的正常范围内，见表8-1。

表8-1 正常人空腹血脂含量*

脂质成分	正常范围	过高界限
总胆固醇	91.5mg% ~215.5mg%	220mg%
胆固醇脂	约占总胆固醇2/3	130
甘油三酯	20~111	

*为了通俗，仍然沿用旧计量单位。

1. 病因 引起血脂增高的因素可分为两个方面：

（1）外源性：如进食含有高胆固醇和动物性脂肪的食物。

（2）内源性：①人体本身的脂质代谢失调，如原发性血脂增高。②因肝炎、肾炎、糖尿病等所引起的脂质代谢失调，血脂增高。③某些患者，由于碳水化合物转换为甘油三酯增多，因此，多食碳水化合物饮食时，亦可引起血脂增高。④紧张脑力劳动而又缺乏体力活动时，以及多种内分泌功能失调如甲状腺、性腺功能减退等，均可影响脂质代谢。

2. 自觉症状 一般多无临床症状，仅在查体时发现。继发时有相应继发病的表现。

3. 罐诊征象 整个肝区或脾区呈紫色，或肺区、心区、胆区、脾区底部同时呈现紫色片状。

4. 诊断

（1）西医：罐诊征象结合年龄即可初步诊断，但要在排除正常"本色"之外。结合空腹血脂检查，即可确诊。

（2）中医：无相应病名，大致属于"瘀证"、"痰证"范畴。辨证分型为两型：①血瘀型：舌质暗红或紫，脉涩。②痰湿型：舌苔白腻，脉滑。

5. 罐疗

（1）部位：肺区、心区、胆区、肝区、脾区、足三里。血瘀型配郄门；痰湿型配丰隆。

（2）手法：留罐，平补平泻法。

（3）时间：留罐10~15分钟。

* *

附：中西医常规治疗

（一）西医

调整血脂可用饮食调整和药物调整。原则上应先行饮食调整，如疗效不佳者再行药物治疗。

1. 饮食疗法　饮食中的胆固醇会增加血浆中的胆固醇，而饮食中的胆固醇主要来自鸡蛋、肉和脂肪，故应注意少摄入这些食物。可多吃海带、黑木耳等食物。

一般认为，每日总热量以 2400kcal 为宜。脂肪、蛋白质、复合碳水化合物的比例应为 30%：20%：50%。胆固醇限量在 300mg/天以内，膳食脂肪应限制在总热量的 30% 以内。

多吃鱼、新鲜蔬菜，少进肥肉、内脏（肝、肾、脑、鱼籽等）、蛋黄、全脂奶制品，尤其是晚上忌食高脂饮食。

此外，饮食中还应补充足量的维生素。限制钠盐、补充钾、钙、镁、碘等无机元素。

2. 药物治疗

（1）烟酸及其衍生物：烟酸口服或烟酸肌醇脂口服，较常用。

（2）苯氧乙酸衍生物：如安妥明等。

（3）不饱合脂肪酸及其复合制剂：如脉通、血脂平、益寿宁等。

（4）雌性激素：可使血胆固醇下降。

（5）维生素 C。

（二）中医

1. 血瘀型　用血府逐瘀汤加减（方药：当归、生地、桃仁、红花、枳壳、赤芍、柴胡、甘草、桔梗、川芎、牛膝）

2. 痰湿型　用二陈汤合六君子汤加减（陈皮、半夏、人参、白术、茯苓、木香、砂仁、甘草）。

＊＊＊＊＊＊＊＊＊＊＊＊＊＊＊＊＊＊＊＊＊＊＊＊＊

二、冠状动脉粥样硬化

动脉粥样硬化是一组称为动脉硬化的血管病中最常见、最重要的一种。各种动脉硬化的共同特点是动脉管壁增厚变硬、失去弹性和管腔缩小。动脉粥样硬化的特点是受累动脉的病变从内膜开始，先后有多种病变合并存在，包括局部有脂质和复合糖类积聚、纤维组织增生和钙质沉着形成斑块，并有动脉中层逐渐退变，继发性病变尚有斑块内出血、斑块破裂及局部血栓形成。冠状动脉粥样硬化，则是供应心脏的血管，发生了粥样硬化，是心脏病的早期病理改变。

1. 病因　本病病因尚未完全确定，对常见的冠状动脉粥样硬化所进行的广泛而深入的研究表明，本病是多病因的疾病，即多种因素作用于不同环节所致，这些因素称为危险因素。

（1）主要的危险因素为：①中老年人，尤其是男性更易发病。②血脂异常。③高血压。④吸烟。⑤糖尿病和糖耐量异常。

（2）其他的危险因素：①肥胖。②从事体力活动少，经常感到工作中有压力者。③常进较高热量、含较多动物性脂肪、胆固醇、糖和盐的食物者。④遗传因素：家族中有在年龄＜50岁时患本病者，其近亲得病的机会可5倍于无这种情况的家族。常染色体显性遗传所致的家族性高脂血症是这些家族成员易患本病的因素。此外，近年已克隆出与人类动脉粥样硬化危险因素相关的易感或突变基因200种以上。⑤性情急躁、好胜心和竞争性强、不善于劳逸结合的A型性格者。

近年提出肥胖与血脂异常、高血压、糖尿病同时存在时称为"代谢综合征"，是本病重要的危险因素。

（3）新近发现的危险因素：①血中同型半胱氨酸增高。②胰岛素抵抗增强。③血中纤维蛋白原及一些凝血因子增高。④病毒、衣原体感染等。

2. 自觉症状　一般可出现体力与脑力下降等症，其他症状视冠状动脉受累程度而定。

3. 罐诊征象　冠状动脉区有青白、条索状斑点。

4. 诊断

（1）西医：早期诊断，罐征结合年龄即可诊断，可结合血脂、血压等检查。西医辅助检查在早期诊断上较差。

早晚期受累器官出现病变时，容易诊断，参照冠心病节。

（2）中医：属中医"瘀证"、"痰证"等范畴。辨证参照"高脂血症"节。

5. 罐疗　参见"高脂血症"。

＊＊＊＊＊＊＊＊＊＊＊＊＊＊＊＊＊＊＊＊＊＊＊＊＊

附：中西医常规治疗

（一）西医

1. 控制高血压　高血压是动脉粥样硬化的独立危险因素，而且是诸危因素中最重要者之一，因此必须予以积极的控制。尤其应该强调加强对轻型高血压的控制，以防止进展为严重高血压，以减少动脉粥样硬化的发生率并避免靶器官遭受损害。除积极控制已升高的血压外，还需同时控制高血压的促发因素如减体重、减盐、戒烟、少饮酒及增加体力活动等。

高血压的系统治疗，见后面专篇。这里应该提醒注意的是，在高血压的药物治疗中，不少降压药物在降压的同时影响脂蛋白的代谢，而脂蛋白代谢紊乱又是动脉粥样硬化的最重要的危险因素，因此，必须予以高度重视。

2. 戒烟、节酒、减肥和增加体力活动

（1）吸烟是动脉粥样硬化的独立危险因素亦如前述。据1984年全国吸烟调查，我国吸烟人数约为2.7亿~2.8亿，青年吸烟率正在增加，据美国、英国、瑞典等国一项超过1200万人的前瞻性研究表明，15岁以上男性吸烟者的冠心病发病率与死亡率为非吸烟者的2.6倍。北京一项研究表明，吸烟者的心肌梗死及冠心病猝死危险度为非吸烟者的3.2与2.2倍。故防治动脉粥样硬化必须戒烟。

（2）酒可升高高密度脂蛋白，但亦可升高甘油三酯与血压。升高血压的机制为通过增加心排血量间接地引起肾素与血管紧张素增高所致。

一般来说，每日少量饮酒（每日一两白酒）尚无不可。多量或长期饮酒肯定是无益的。

（3）肥胖与缺乏体力活动均为动脉粥样硬化的危险因素，且后者又为形成肥胖的原因之一。在同样超重的情况下，脂肪沉积以腹部为主者，对动脉粥样硬化和冠状动脉粥样硬化的危险性最大。

目前常以下述方法衡量肥胖程度，其一为相对体重：即将所测的实际体重与同一性别一定身高、年龄的标准体重相比的百分数；其二是体重指数（BMI）：（体重kg/×身高cm）×100。日本的研究表明，体重指数（BMI）为22时，心血管病患病率最低，我国学者认为应将体重指数控制在24以下。

减肥可以从两方面着手，其一是减少总热量的摄入，改变饮食结构，减少饮食中的饱和脂肪酸，增加不饱和脂肪酸、纤维素和维生素，特别强调少进碳水化合物。其二是通过有规律的持之以恒的运动，增加热量的消耗。实验证实，体重下降可以防治动脉粥样硬化。

体力活动的方式可因人、因时、因地制宜，作为预防心血管病的措施。

移动身体的活动如散步、跑步、骑自行车、游泳、上楼梯和登山等比静止的用力活动（拉力器等）更为有益。气功疗法、健美操等非常有益的活动，特别是气功，可以从根本上防治动脉粥样硬化。

当然，若已有心血管疾病，则以适量和适度运动为原则。

3. 改变 A 型性格和行为类型　在日常生活中，人们的感情和行为所产生的反馈刺激不是良性的便是恶性的，因此，注意七情和谐与行为调节，增强应激能力，处理好人际关系，尽量减少环境中的恶性刺激，保持心境愉悦，对动脉粥样硬化及心脑血管病的防治有着不可低估的意义。

性格和行为类型虽受先天因素影响，但主要于后天形成，因而在一定的条件下是可以改变的。转化的办法主要是下意识的自我改造和自我教育，并争取外界监督和帮助，以提高精神、心理素养；其次是加强体育运动和松弛训练，以增强体质和中枢神经系统的健康情况，保持心理平衡、增强反应能力。在松弛训练中，气功是非常有效的方法，气功以松、静为要领，以修心养性为前提，可极有效地消除大脑皮层的紊乱状态而使之有序化，从而消除焦虑、紧张、抑郁、急躁易怒等不良情绪。久而久之，习惯成自然，在潜移默化中性格和行为类型随之改变。

4. 调理脂蛋白代谢　动脉粥样硬化的显著特征是脂质的浸润和沉积，因此，从根本上解决脂质的代谢是防治的重要一环。

方法主要有饮食调整、药物治疗等。原则上应先行饮食调整，如疗效不佳再行药物等调整，具体方法参见"高脂血症"。

5. 动脉壁保护药　动脉内皮损伤是动脉粥样硬化的始动机制，故保护动脉内膜免受损伤，是防治粥样硬化的首要环节。主要有抗炎药物、内皮细胞松弛剂、抗凝剂和限制血管平滑肌增殖剂。

（1）抗炎剂：包括类固醇类和非类固醇类药物。类固醇类有：泼尼松、地塞米松等；非类固醇类有氟哌酸、保泰松等。

抗炎药可抑制组织反应，保护动脉内膜，从而发挥其抗动脉粥样硬化的作用。

（2）内皮细胞松弛剂：包括 PDC、EG467、EG626。据报道，PDC 能激活 ATP 酶，EG467、EG626 可明显抑制 CAMP，可保护血管壁，抑制斑块形成。

（3）抗凝药：主要是肝素和类肝素等，在不延长凝血时间和不引起出血剂量的原则下应用。

（4）平滑肌细胞增殖抑制剂：秋水仙素、青霉胺等均可选用。

6. 抗血小板药　如小剂量（40～150mg）每日应用阿司匹林，另外像苯酸咪唑、PGI_2 等均可。

防治动脉粥样硬化，除上述方法外，发挥病人的主观能动性，也是很重要的。有根据说明：动脉粥样硬化是可以减轻和可能部分消退的；良好的防治措施可以控制病情，维持一定的生活和工作能力；病变本身可以促使动脉侧支循环的形成，使病情得到改善。

因此，使病人正确的认识本病，发挥主观能动性，积极配合，是治疗本病的一个重要方面。

（二）中医

辨证论治参照"高脂血症"。

另外可用单味中药如泽泻、丹参、大麦根等煎水服。

＊ ＊

三、冠状动脉粥样硬化性心脏病

冠状动脉粥样硬化性心脏病（简称冠心病）是指冠状动脉因发生粥样硬化致管腔狭窄或闭塞而导致心肌缺氧引起的心脏病。

患者大多数在 40 岁以上，男性多于女性。本病在我国不如欧美多见，但近年来似有增多之趋势。根据 1973 年全国 22 个省市普查的资料，冠心病在我国 30 岁以上的人群中的平均患病率为 6.46%，对人民健康危害较大。

形成动脉粥样硬化的原因尚不完全明了，但总的来说，体内脂质代谢调节紊乱和血管壁正常功能结构的破坏是发生动脉粥样硬化的主要原因。

早期的隐性冠心病，往往无明显自觉症状。典型冠心病有胸闷、胸痛、心慌甚至呼吸困难等表现。

（一）隐性冠心病

隐性冠心病系指在病理解剖上已有病变（病变较轻或侧支循环建立较好），但临床上患者并无症状，而仅在运动后因心肌供血不足致心电图改变的一种冠心病。

1. 罐诊征象 心肌区、冠状动脉区有白青色，片状。

2. 诊断 罐诊征象结合年龄、职业等即可诊断，必要时配合血液血脂检查及心电图检查。但由于心电图的阳性反应率有限制，故有时单靠罐征即可基本确定。

中医诊断参照"冠状动脉粥样硬化"。

3. 预后 由于本病是冠心病的早期或建立了较好的侧支循环的阶段，故预后一般较好，治疗得当可防止其发展为严重的类型。

4. 防治　采用防治动脉粥样硬化的各种措施（参考上节），以防止粥样斑块加重，争取粥样斑块消退和促进冠状动脉侧支循环的建立。静息时心电图已有明显缺血性改变者宜适当减轻工作。

（二）心绞痛

心绞痛是一种由于冠状动脉供血不足而致的短暂的发作性胸骨后疼痛。

1. 诱因　常在体力劳累、情绪激动、受寒、饱食、吸烟后发作。

2. 自觉症状　典型发作为突然发生的，位于胸骨后或心前区的疼痛，可放射至左肩、左上肢前内侧达无名指与小指。疼痛常为压榨性、闷胀性或窒息感，有的伴有濒死的感觉，往往迫使患者立刻停止活动，重者面色苍白、出汗。每次发作历时数分钟（很少超过 15 分钟），经休息或用硝酸盐制剂后，可迅速缓解。不典型的心绞痛，疼痛可位于上腹部，放射至颈、下颌、咽或背部。少数患者可在夜间发作或在休息时发作。

3. 罐诊征象　心肌区、冠状动脉区，呈青紫色，色暗。

4. 诊断

（1）西医：罐诊征象结合自觉症状一般可以确诊。亦可结合心电图等检查。罐诊对于不典型心绞痛及心电图无明显改变的心绞痛患者，有较大诊断价值。

（2）中医　属于中医学"胸痹"、"真心痛"等范畴，辨证分型常见如下几种：

①胸阳痹阻：胸痛彻背，遇寒加重或诱发，舌苔腻，脉弦滑。

②心脉瘀阻：胸痛如刺或痛有定处，舌质有斑点或有紫斑，脉弦或涩。

③痰浊内阻：胸痛体胖，苔厚腻或垢浊，脉滑而实。

④气阴两虚：心痛，乏力，脉弦细无力或结代，少苔。

⑤肾阳虚弱：心痛，腰膝酸痛，舌淡苔白，脉沉无力或结代。

⑥阳虚欲脱：多见于发作时，心痛，气短汗出，面色㿠白。舌淡苔白，脉沉细欲绝或结代。

5. 罐疗

（1）部位：反应区：以心区为中心，采用围罐法。腧穴：膻中、内关。胸阳痹阻、心脉瘀阻型配郄门；痰浊内阻型配丰隆；气阴两虚型配气海、三阴交；肾阳虚弱型配命门、关元。

（2）手法：留罐。郄门、丰隆用泻法，余穴用补法。

（2）时间：留罐 15～20 分钟。

拔罐对缓解和减少心绞痛发作次数有一定疗效，但频发、加重或心肌梗死时应及时去医院治疗。

* *

附：中西医常规治疗

（一）西医

1. 发作时的治疗

（1）休息：发作时立刻休息，一般病人在停止活动后症状即可消除。

（2）药物治疗：使用硝酸甘油制剂，这类药物可扩张冠状动脉，从而缓解心绞痛。

①硝酸甘油：本药用于缓解心绞痛已有近百年的历史，现仍为最常用而又有效的药物。可用 0.3~0.6mg，置于舌下含化，使其迅速为唾液溶解而吸收，1~2 分钟即开始起作用，约半小时后作用消失。对约 92% 的患者有效，其中 76% 的患者在 3 分钟内见效。长期反复应用可由于产生耐药性而效力减低，停用 10 天以上，可恢复疗效。

②二硝酸异山梨醇酯：舌下含化，作用时间较长，为 2~3 小时。

③亚硝酸异戊酯：为极易气化的液体，可通过鼻部吸入。

2. 缓解期的治疗 宜尽量避免各种确知足以诱致发作的因素，调节饮食，特别是一次进食不能过饱，禁绝烟酒。日常生活与工作予以必要的调整，减轻精神负担，保持适当的体力活动，加强体力煅炼，但以不致发生疼痛症状为度。一般不需卧床休息。

使用作用持久的抗心绞痛药物，以防心绞痛发作，可单独选用也可交替应用。

（二）中医

1. 胸阳痹阻型 用瓜蒌薤白桂枝汤加味（方药：瓜蒌、薤白、半夏、橘皮、枳壳、茯苓、厚朴、桂枝）。

2. 心脉瘀阻型 用丹参饮合桃红四物汤加减（方药：丹参、檀香、砂仁、青皮、乌药、当归、川芎、赤芍、桃红、红花）。

3. 痰湿内阻型 用苏合香丸吞服，然后用温胆汤加减（温胆汤组成：半夏、陈皮、枳壳、厚朴、茯苓、竹茹、白术、甘草）。

4. 气阴两虚型 用生脉散加减（方药：党参、麦冬、五味子、生地、炙甘草、桂枝、白芍）。

5. 肾阳虚弱型 用金匮肾气丸加减（方药：肉桂、附子、生地黄、山萸肉、山药、丹皮、茯苓、杜仲）。

6. 阳虚欲脱型 参附龙牡汤加减（方药：附子、人参、生龙骨、生牡蛎、炙甘草、肉桂、黄芪、五味子）。

（三）心肌梗死

心肌梗死是由于冠状动脉急性闭塞，使部分心肌因严重持久的缺血而发生局部的坏死。患者年龄多在40岁以上，男性多于女性，发病以冬春季较多。

1. 诱因 本病发生大多无明显的诱因，常在安静或睡眠时发生，部分患者发病于剧烈体力活动、精神紧张、饱餐之后。此外，休克、出血与心动过速也可能是其诱因。

2. 自觉症状 以剧烈而持久的胸痛为主，部位与性质与心绞痛相似，但较剧烈持久，可长达数小时，甚至数天，虽经休息或含服硝酸甘油亦不能缓解。患者烦躁不安，常伴有出冷汗的症状。

3. 罐诊征象 冠状动脉区、心肌区，呈白色或青白色条索状。

4. 诊断

（1）西医：罐诊结合自觉症状即可诊断。必要时可结合心电图等辅助检查。

（2）中医：同"心绞痛"。

5. 治疗 本病急性期应采用常规西医治疗，待病情稳定后，以拔罐疗法为辅进行调理。

* *

附：中西医常规治疗

（一）西医

1. 一般治疗

（1）休息：使患者体力和精神获得充分休息，以减少受损心肌的工作。

（2）饮食：以易消化、低盐、低热量为宜。保持大便通畅，如有便秘，可用缓泻剂。

（3）吸氧：最初2~3天间断或持续吸氧。

（4）及早解除疼痛：可用吗啡皮下注射，神志欠清者不宜用吗啡，可用哌替啶。

（5）极化疗法：用10%葡萄糖液加氯化钾、普通胰岛素静脉滴注。

（6）抗凝疗法：用肝素等药。或用低分子右旋糖酐静脉滴注。

（二）中医

方药同"心绞痛"。

＊ ＊

四、心肌炎

心肌炎是指心肌局限性或弥漫性炎症，可为急性、亚急性或慢性炎症，重症心肌炎甚至可引起心衰或猝死。

1. 病因　感染性疾病病程中发生的心肌炎最多见，本节也仅讨论此病。病原体以病毒和细菌常见，病毒性感染引起的心肌炎近年来发现较多，日益受到重视。许多病毒，如流感脊髓灰质炎、麻疹、水痘、腮腺炎、流行性出血热、传染性单核细胞增多症等均可引起心肌炎。但其中以上呼吸道感染的各种病毒多见。过敏反应、物理因素的刺激、化学因素的刺激、奎尼丁、钾过多或缺钾、一氧化碳等，也可引起。

2. 自觉症状　由于病变的广泛程度不同，自觉症状轻重差异极大，轻者可无症状，重者可致猝死。轻者可有心悸、胸闷、心前区隐痛、软弱无力等症状，重者出现心力衰竭、心律失常或心源性休克的表现。

3. 罐诊征象　在心区外围呈红色或紫红色。

4. 诊断

（1）西医：罐征结合症状、年龄（主要用于排除冠心病等）诊断不困难，可结合心电图、X线检查。

（2）中医：因主症不同而分属于不同的病症，如胸痛、心悸等。

胸痛，可参照"心绞痛"节辨证。

心悸的辨证，可分为以下几种证型：

①心虚胆怯：善惊易恐，坐卧不安，少寐多梦而易惊醒，食少纳呆，恶闻声响，苔薄白，脉细略数或细弦。

②心脾两虚：气短，头晕目眩，少寐多梦，健忘，面色无华，神疲乏力，纳呆食少，腹胀便溏，舌淡红，脉细弱。

③阴虚火旺：易惊，心烦失眠，五心烦热，口干，盗汗，思虑劳心则症状加重，伴有耳鸣，腰酸，头晕目眩，舌红少津，苔薄黄或少苔，脉细数。

④心阳不振：胸闷气短，动则尤甚，面色苍白，形寒肢冷，舌淡苔白，脉虚弱，或沉细无力。

⑤水饮凌心：胸闷痞满，渴不欲饮，下肢浮肿，形寒肢冷，伴有眩晕，恶心呕吐，流涎，小便短少，舌淡苔滑或沉细而滑。

⑥心血瘀阻：胸闷不适，心痛时作，痛如针刺，唇甲青紫，舌质紫暗或有瘀斑，脉涩或结或代。

⑦痰火扰心：胸闷烦躁，失眠多梦，口干苦，大便秘结，小便短赤，舌红苔黄腻，脉弦滑。

5. 罐疗

（1）部位：反应区：以心区为中心，采用围罐法。

（2）手法：采用单纯留罐法。实证用泻法，虚证用补法。

（3）时间：留罐 10～20 分钟。

* *

附：中西医常规治疗

（一）西医

常规治疗包括两个方面：一方面应积极治疗原发病，另一方面针对心肌病变采取措施。

1. 休息 卧床休息可减轻心脏负担，好转后逐步恢复活动。进食易于消化、富含维生素和蛋白质的食物。

2. 使用肾上腺皮质激素 激素可使严重患者的心力衰竭缓解，心律失常减轻或消除。一般可用泼尼松或氟美松口服，1～2周后根据疗效决定是否继续应用，有效时可减量维持，总疗程约4～6周，对危重病人可用氢化可的松或氟美松静脉滴注。

3. 使用促进心肌代谢的药物 可选用三磷酸腺苷、辅酶A、或肌苷肌内注射。大量维生素C对心肌炎急性期也有一定疗效，通常用2～4g加入10%葡萄糖中缓慢静脉滴注。

4. 控制心力衰竭。

5. 纠正心律失常。

（二）中医

胸痛为主要症状者，参照"心绞痛"进行辨治。

心悸为主要症状者，可参照如下辨治：

1. 心虚胆怯 用安神定志丸加减（方药：龙齿、朱砂、茯苓、茯神、石菖蒲、远志）。

2. 心脾两虚 用归脾汤加减（方药：当归、龙眼肉、黄芪、人参、白术、炙甘草、茯神、远志、酸枣仁、木香）。

3. 阴虚火旺 用黄连阿胶汤加减（方药：黄连、黄芩、阿胶、芍药、鸡子黄）。

4. 心阳不振 用桂枝甘草龙骨牡蛎汤加减（方药：桂枝、甘草、生龙骨、生牡蛎）。

5. 水饮凌心 用苓桂术甘汤加减（方药：茯苓、桂枝、白术、甘草）。

6. 心血瘀阻 用桃仁红花煎加减（方药：桃仁、红花、丹参、赤芍、川芎、延胡索、香附、青皮、生地、当归）。

7. 痰火扰心 用黄连温胆汤加减（方药：黄连、陈皮、半夏、茯苓、甘草、枳实、竹茹）。

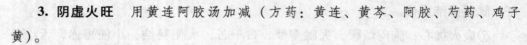

五、高血压病

高血压是一种常见的、以体循环动脉血压增高为主的临床症候群。正常人的血压随着年龄而不同，且在不同的生理情况下有一定波动。凡收缩压等于或高于160mmHg，舒张压等于或高于90mmHg，两者有一项符合即可诊断为高血压。高血压分为原发性和继发性两类：原发性高血压一般称为高血压病，是指病因尚未十分明确，以血压高为其主要表现的一种全身性慢性疾病，约占高血压的80%～90%；继发性高血压又称症状性高血压，是在某些疾病中，作为症状之一而出现的，约占高血压的10%～20%。高血压病在我国成人中的患病率为3.5%～10%，平均7.8%，以40～50岁以上者较多见。

高血压是一种常见的以体循环动脉血压升高为主的综合征。

正常人的血压在不同的生理情况下有一定的波动幅度，焦虑、紧张、应激状态、体力活动时都可以升高。此外，收缩压又随年龄增加而增高，因此高血压和正常血压之间的界线常不易截然划分。关于高血压的标准，意见分歧，但临床上一般认为，休息时，年龄在40岁以下的人，如血压经常超过140/90mmHg（这里仍沿用旧单位），则可以认为有血压升高。

1. 高血压诊断标准 判定血压是否升高，一般以舒张压的升高为主要依据。

联合国卫生组织建议使用的高血压诊断标准如下：

（1）正常成人血压：收缩压 140mmHg 或以下，舒张压（以声音消失为准）90mmHg 或以下。

（2）高血压（成人）：收缩压 160mmHg 或以上和（或）舒张压 95mmHg 或以上。

（3）临界性高血压血压值在上述正常与高血压之间。

高血压在我国是常见的，据 1959 年全国心血管疾病学术报告会综合 13 个省市共 73.9 万人血压普查资料的分析，高血压患病率为 2.24% ~7.44%，平均为 5.11%。1964 年高血压及心血管学术会议再综合 11 个省、市、自治区 49.4 万人血压普查资料的分析，高血压患病率为 3.4% ~7.3%。

近年的资料显示，高血压在我国成人中的患病率为 3% ~10%（城市居民 6% ~10%），农村居民 3% ~5%，平均为 7.8%）。患病率男女之间无明显差别，但均随着年龄增加而增加（其中女性尤其显著），以 40 ~50 岁以上者较多见，城市多于农村，北方又多于南方。

但与欧美国家的患病率为 10% ~20%、全世界平均患病率为 10% 相比较，则属较低。

2. 高血压的分类

（1）原发性高血压：一般称为高血压病，是病因尚未十分明确而以高血压为主要临床表现的一种独立疾病，约占所有高血压患者的 90%。

（2）继发性高血压：又称为症状性高血压，此种高血压是某些疾病的一部分表现，可为暂时性或为持久性，临床上较少见，约占高血压患者的 10%。

3. 病因 高血压的病因尚未明确。通过调查，长期精神紧张而缺少体力活动，有高血压家族史，体重超重、饮食中含盐量高和嗜烟者，患病率高。

4. 自觉症状 头痛、头晕、乏力等是较常见的一般症状，晚期病人影响心、脑、肾而出现相应症状。影响心脏出现左心室代偿性肥厚甚至左心衰；影响到脑有不同程度的头痛、头晕、眼花、肢体麻木或暂时性失语、瘫痪等症状。肾脏受影响则出现多尿、夜尿等。

5. 罐诊征象 心区、胆区、肝区、脾区同时呈红色。

6. 诊断

（1）西医：罐诊征象结合病人症状即可诊断。

（2）中医：属中医学"头痛"、"眩晕"等范畴。辨证分型主要有以下几种：

①肝火亢盛：患者头痛、眩晕、口苦面赤，舌红，苔黄，脉弦。

②肝肾阴虚、肝阳上亢：患者头痛、眩晕，腰膝酸软，心悸失眠，舌质红，舌苔薄白，脉弦细而数。

③痰湿壅盛：患者头痛、眩晕，头重，舌苔白腻，脉滑。

7. 罐疗

（1）部位：反应区：心区、胆区、肝区、脾区。腧穴：曲池、风池、足三里。肝火亢盛型，配阳陵泉；阴虚阳亢型，配三阴交；痰湿壅盛型，配丰隆。

（2）手法：留罐法。三阴交用补法；阳陵泉、丰隆用泻法；余用平补平泻法。

（3）时间：留罐 10～15 分钟。

* *

附：中西医常规治疗

（一）西医

高血压病争取早期诊断，早期治疗，不仅有利于症状的缓解和治愈，更有利于防止并发症的产生，具有重要的临床意义。由于高血压病的发生机制错综复杂，个体之间有很大的差异性，同时个体之间对降压药物的敏感性也相差很大，因此对药物的选择和剂量要因人而异，根据具体情况，灵活掌握。

高血压病是一种慢性疾病，治疗过程比较长，鉴于有些药物如优降宁、肼苯哒嗪和某些神经节阻断剂等，长期服用易产生抗药性；又如利血平、胍乙啶、可乐宁等，在治疗过程中易产生某些不良反应。目前临床上已多采用小剂量、多种药物联合及交替使用，以期减少不良反应，防止或延缓产生抗药性。一般针对早期患者，以调整大脑皮质功能为主，必要时酌情加服较缓和的降血压药。中、晚期患者，应及时、有效地降压，可首选利尿性降压药，配合其他降压药。当重症病人，出现心、脑、肾等组织和脏器功能不全时，除上述治疗外，更应采取相应措施，改善器官功能，防止并发症发生。

1. 镇静药 对大脑皮质功能有一定的作用。常用的有 10% 的溴化钾、苯巴比妥、利眠宁等。

2. 降压药 如利血平、降压灵、优降宁等，均可选用。

3. 利尿药 目前倾向于首选利尿药与抗高血压药联合用药，来治疗各期高血压病，比如氢氯噻嗪、环戊氯噻嗪。

4. 其他 如扩血管松弛平滑肌药物地巴唑等，均可选用。

（二）中医

1. 肝火亢盛 用龙胆泻肝汤加减（方药：龙胆草、山栀、黄芩、生地、菊花、槐花、钩藤、木通）。

2. 阴虚阳亢 用杞菊地黄丸加减（方药：枸杞子、菊花、熟地、山萸肉、山药、丹皮、龟板、牡蛎、丹参）。

3. 痰湿壅盛 用半夏白术天麻汤加减（方药：半夏、陈皮、茯苓、白术、天麻、钩藤、菖蒲、甘草）。

* *

六、低血压症

低血压症是指成人血压低于 90/60mmHg，伴有头晕、乏力等不适症状。

1. 病因 本病多由慢性消耗性疾病、营养不良、垂体前叶功能减退、心血管疾病引起。

2. 自觉症状 主要表现为头晕、头痛、耳鸣、心悸、气短、乏力、失眠、健忘、纳差、四肢不温等症。

3. 罐诊征象 心区、肝区、脾区同时呈白色。

4. 诊断 罐征结合自觉症状即可诊断。必要时可量血压确诊。

5. 罐疗

（1）部位：反应区：心区、肝区、脾区。腧穴：曲池穴、足三里穴。

（2）手法：采用留罐，补法。

（3）时间：留罐 10～15 分钟。

注：本病应注意治疗其原发病。

【脑血管疾病】

脑血管意外，主要包括脑血管痉挛，脑出血，蛛网膜下腔出血，脑血栓形成，脑栓塞等急性脑血液循环障碍，按病损性质又归纳为出血性和缺血性两大类。前者包括脑出血及蛛网膜下腔出血，后者包括脑血管痉挛和脑栓塞。临床上以脑血管痉挛、脑溢血、脑血栓为多见。中医称为"中风"。

脑血管罐诊位置：心区上 1/3 区域，呈双圆形，见图 8－7。

一、脑血管痉挛、硬化

脑血管痉挛是指脑动脉因一时性缺血缺氧而引起的暂时性偏瘫，失语等。

1. 病因 主要是高血压及动脉粥样硬化。在脑动脉壁病变的基础上，由于用力或情绪激动等诱因，使血管痉挛，造成一时性脑组织缺血、缺氧。

2. 自觉症状 平时一般无症状，或仅有高血压或动脉硬化的症状，发病时有短暂的肢体某侧活动失灵、舌头转动不灵活或暂时失语现象。

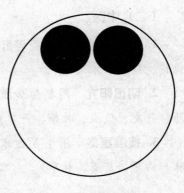

图 8 - 7　脑血管

3. 罐诊征象 脑血管区有紫红色斑片。罐区左侧颜色改变，提示为右侧脑部病变。

4. 诊断

（1）西医：罐诊征象结合自觉症状，一般即可诊断。必要时配合眼底检查、神经系统检查、颈椎片、心电图、头颅 X 片、脑血管造影、CT 等检查。

（2）中医：属中医学"类中风"范畴，属中经络，辨证分型主要有以下两型：

①络脉空虚、风邪入中：手足麻木，肌肤不仁或突然口眼㖞斜、语言不利、口角流涎，甚至半身不遂。24 小时内自行恢复。舌苔薄白，脉象浮弦或弦细。

②肝肾阴虚、风阳上扰：平素头晕头痛；突然发生口眼㖞斜，舌强言謇，舌质红或苔黄，脉弦细而数或弦滑。

5. 治疗 本病急性期应采用中西医常规治疗。待病情稳定或后遗症期再采用拔罐疗法辅助调理。

6. 罐疗

（1）部位：反应区：以心区为中心，采用围罐法。腧穴：上肢偏瘫取肩髃、肩髎、曲池、手三里、外关、内关、合谷；下肢偏瘫取环跳、风市、髀关、伏兔、阳陵泉、足三里、悬钟、委中、三阴交、阴陵泉、商丘。口眼㖞斜取下关、颊车、翳风。

（2）手法：采用艾灸拔罐，平补平泻法。

（3）时间：留罐 15 ~ 20 分钟。起罐后，选取 3 ~ 5 个部位，用艾条灸 5 ~ 10 分钟。

* *

附：中西医常规治疗

（一）西医

有短暂脑缺血发作史的患者中约25%～40%在5年内将发生严重的完成型脑梗死，较无发作史者的发生率要大10倍。多次短暂脑缺血发作者，每年约7%发生完成型脑梗死，其中21%是在首次短暂脑缺血发作后的一个月内发生，50%是在一年内发生的。从预防为主出发，应对所有明确诊断的患者进行及时治疗和长期随访观察。除积极治疗动脉粥样硬化、高血压、心脏病、血液病外，对短暂性及缺血发作的治疗措施有如下几点：

1. 抗血小板凝聚治疗　阿司匹林0.3mg／次，每日服2次；潘生丁100mg／次，每日服4次。

2. 抗凝治疗　如果服用抗血小板凝聚药物无效，可考虑用抗凝治疗，以减少或消除脑缺血发作，防止脑梗死的发生。

（1）静脉滴注肝素：每日12500U加入5%葡萄糖生理盐水或10%葡萄糖液1000ml中静脉滴注，以每分钟20滴的速度维持24～48小时，持续1周。

在开始静脉滴注肝素的同时，就选用下列一种口服抗凝片，如新双香豆素300mg，双香豆素100～200mg，新抗凝4～8mg或华法林4～6mg。每天查凝血酶原时间，要求稳定在25～30秒。然后每周查1次，以防过量。

维持量为：新双香豆素150～225mg，双香豆素25～75mg，新抗凝1～3mg，华法林2～4mg，根据凝血酶原指数适当调整。

抗凝治疗维持至少一年。

（2）单用肝素治疗：第一次用3125U静脉滴注，同时用3125U作肌内注射，4～8小时之间凝血时间明显延长。以后，用肝素6250U每隔12小时左右肌内注射1次，一般即能维持临床有效的凝血时间20～30分钟。

上述两种肝素注射方法均在病情发展较急的情况下应用。以后可在谨慎观察下应用小剂量（5000U～6250U／日）肝素维持治疗。数周后停用，以后改服阿司匹林或潘生丁（后两药一般不与抗凝药物同用）。

（3）单用口服抗凝片：可按上述口服方法单独应用，直至发作停止后再维持半年到一年，逐步减量以至停药。

3. 外科手术治疗　如能明确短暂脑缺血发作系由颈外段动脉病变引起，可以考虑动脉内膜剥离或血管重建等外科手术治疗。在近代显微外科的推动下，手术的适应证有进一步的扩大。

（二）中医

1. 脉络空虚、风邪入中　用大秦艽汤加减（方药：秦艽、羌活、防风、白芷、地黄、当归、川芎、白芍、附子、全蝎）。

2. 肝肾阴虚，风阳上扰　用镇肝熄风汤加减（方药：白芍、玄参、天冬、龙骨、牡蛎、龟板、代赭石、牛膝、天麻、钩藤、菊花）。

* *

二、脑血栓

脑血栓形成系指在动脉内膜病变基础上形成血栓，致使血管腔变狭窄及闭塞，血流受阻而引起脑组织急性缺血的一种脑血管意外。

1. 病因　以动脉粥样硬化最为常见，其他原因如风湿性脉管炎、结节性动脉周围炎、红斑性狼疮、细胞过多症、急性传染病等，但较少见。脑血栓形成常在睡眠时或安静状态下发生。

2. 自觉症状　发病前 1～2 日常有前驱症状，表现为头痛、晕眩、肢体发麻等。一般症状是有偏瘫与语言障碍，个别有死亡现象。

3. 罐诊征象　在脑血管处及头区，有圆形或椭圆形暗青色深浓的"瘀血"斑点，边缘清楚。

4. 诊断

（1）西医：罐诊征象结合症状，一般即可诊断，必要时配合 X 线断层扫描、脑电图、腰穿、脑血管造影、CT 等检查。

（2）中医：属于中医学"中风·中经络"范畴，辨证分型见"短暂性脑缺血发作"。有昏迷者辨证参照"脑出血"章。

5. 治疗　本病于急性发作期时，应采用以下附录中的常规治疗方案。待疾病稳定，或脑血管意外后遗症期时，再选用以上罐疗方法调治。

6. 罐疗　同"脑血管痉挛、硬化"节。

* *

附：中西医常规治疗

（一）西医

1. 一般治疗 血压过低、心动过缓者，应调整血压，改善心脏情况，血压过高者，可酌用利血平使血压缓慢下降至稍高于正常水平。积极治疗病因。

2. 低分子右旋糖酐和丹参注射液（或复方丹参注射液） 有减轻血液黏稠度，加速血流，改善脑的微循环的作用。可用低分子右旋糖酐 250～500ml，静脉滴注，每日 1 次，连用 7～10 天。或复方丹参加入低分子右旋糖酐中静脉滴注，每日 1 次，7～10 天为 1 个疗程。

3. 血管扩张药 在急性期尚未出现脑水肿前，或发病后 24 小时内，可以适当应用血管扩张药，轻症无水肿者，可适当延长用药时间，恢复期（病后 3 周以上）或脑水肿消退后，如病情好转不明显者，亦可适当应用血管扩张药。

如起病后 24 小时至 2 周内有脑水肿、血压下降或有下降趋势者，禁用血管扩张药。

常用的血管扩张药为：①4%～5%碳酸氢钠；②罂粟碱；③烟酸；④山莨菪碱。

4. 脱水药和激素 用于有脑水肿和颅内压增高者，以及病变范围广泛或伴有出血者，具体用法见"脑出血"节。

5. 抗凝剂治疗 主要适用于反复发作者，但掌握不当易导致出血，故应慎用。

6. 溶栓治疗。

（二）中医

中药见"脑血管痉挛、硬化"节。

* *

三、脑溢血

脑溢血系指脑实质内有血管破裂而言，大多数是由于动脉的破裂所致。

1. 病因 主要是高血压及动脉粥样硬化。在脑动脉壁病变的基础上，由于用力或情绪激动等诱因使血压突然升高而致血管破裂。此外，颅内动脉瘤，血管畸形，血液病，脑肿瘤侵蚀血管，也可引起脑出血。

2. 自觉症状 发病数天前头痛、肢体麻木、精神改变、嗜睡等前驱症状。起病急，突然意识丧失，颜面潮红，呼吸变深呈鼾声，脉搏慢而充实，有的可致死亡。伴有肢体偏瘫、失语等。

3. 罐诊征象　在脑血管区有鲜红的斑点。至恢复期有青暗色斑点，边缘多不清晰。

4. 诊断

（1）西医：在急性期，根据症状、罐征、病史结合一般不难诊断。慢性期（或恢复期）单凭罐征往往不易与脑血栓相区别，要结合发病情况，病史等来考虑。

（2）中医：属中医学"中风·中脏腑"范畴，辨证分型有两种：

①闭证：闭证的主要症状是突然昏倒，不省人事，牙关紧闭，口噤不开、两手握固，大小便闭，肢体强痉。

由于有内风痰火与内风痰湿之不同，故闭证又分为阳闭、阴闭两种。

阳闭　除具备闭证的主要症状外，兼见颜面潮红，呼吸气粗，口臭身热，躁动不安，大便干燥，唇舌红，苔黄腻，脉弦滑而数。

阴闭　除具备闭证的主要症状，兼见面白唇暗，舌淡白腻，脉沉滑缓。

②脱证：突然昏倒，不省人事，目合口开，手撒肢冷，二便自遗，舌痿，脉微欲绝。

5. 治疗　以中西医常规治疗为主。

＊＊＊＊＊＊＊＊＊＊＊＊＊＊＊＊＊＊＊＊＊＊＊＊＊＊

附：中西医常规治疗

（一）西医

首先要加强护理，保持呼吸道通畅，勤翻身，有高热者应物理降温或头部冰枕。控制惊厥。此外要积极采取以下措施：

1. 脱水降颅压　脑水肿是脑出血的致命因素之一，因此要有效地控制脑水肿。可采取限制摄入水量，过度换气，低温治疗；选用有效的脱水药物，具体治疗方法请参见脑水肿一章。

2. 降血压　一般不主张尽快降低血压，因为血压增高是颅压增高的一种代偿反应，应用脱水药使颅压下降后，血压多自然恢复。血压过高时，可选用利血平 1mg 肌内注射，4~12 小时重复 1 次，使舒张压维持在 90~100mmHg。

3. 止血　目前一般不主张用止血药，除非合并消化道出血时或有出血倾向性疾病时，可选用止血药或凝血药。

4. 手术治疗　对出血量大而且能耐受手术的病人，可行血肿清除，减压术。

5. 预防感染　对有昏迷，体温过高，反复导尿的病人可选用一般抗生素，以预防感染。

6. 功能锻炼 脑出血患者恢复功能锻炼宜尽早开始。通过按摩被动或主动配合针灸治疗，促进瘫痪肢体恢复功能。有失语的病人，要尽快给予语言训练。

（二）中医

1. 闭证

（1）阳闭：首先灌服（或鼻饲）至宝丹；并用羚羊角汤加减（方药组成：羚羊角、菊花、夏枯草、白芍、龟板、石决明、生地、丹皮、牛膝、益母草）。

（2）阴闭：急用苏合香丸灌服（或鼻饲），并用涤痰汤加减（方药组成：半夏、茯苓、橘红、竹茹、菖蒲、枳实、天麻、钩藤、僵蚕）。

2. 脱证 参附汤加味（方药组成：人参、附子、龙骨、牡蛎、山萸肉、五味子）。

＊＊＊＊＊＊＊＊＊＊＊＊＊＊＊＊＊＊＊＊＊＊＊＊＊＊＊＊

第三节 消化系统疾病

消化系统由消化管和消化腺两部分组成。消化管包括口腔、咽、食管、胃、小肠（十二指肠、空肠、回肠）及大肠（盲肠、结肠、直肠）。消化腺包括唾液腺、肝和胰等。临床上常称十二指肠以上的消化管为上消化道；空肠以下的消化管为下消化道。

消化系统的主要生理功能是对食物进行物理性的和化学性的消化，吸收其中的碳水化合物、脂肪、蛋白质、维生素、矿物质等营养物质，作为人体生长、发育、生殖、修补时必需的原料。

【胃、十二指肠】

胃是消化系统的主要器官之一，十二指肠是与胃相连的一段小肠，两者在解剖位置上相邻，在疾病时经常一并发生，罐诊位置也接近，故一并讨论。

罐诊位置：胃及十二指肠的罐诊部位：胃在胃区的上 3/4 区域，其中上 1/4 区域为胃的入口贲门，中间呈长方形区域为胃，见图 8-8。

十二指肠的罐诊部位：胃区下 1/4 区域及小肠区上 1/2 区域，见图 8-8、图 8-9。

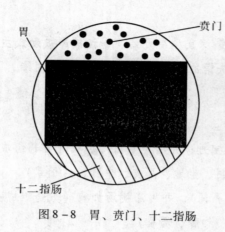

图8-8 胃、贲门、十二指肠

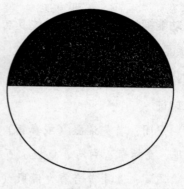

图8-9 十二指肠

一、慢性胃炎

慢性胃炎是以胃黏膜的非特异性慢性炎症为主要病理变化的慢性胃病。是常见病、多发病之一，多见于 20～40 岁的男性，而萎缩性胃炎则以 40 岁以上为多见。属中医学的"胃脘痛"范畴。西医分浅表性胃炎、萎缩性胃炎、肥厚性胃炎三种。

1. 病因　本病的发病原因目前尚不十分清楚，但与下列因素有关。理化因素的刺激如不良饮食习惯，过度吸烟饮酒等；细菌或毒素，口腔等的感染病灶、急性胃炎迁延；中枢神经功能失调以及自体免疫反应等。

2. 自觉症状　慢性胃炎均有胃部不适或疼痛，除此之外，一般无典型症状，病程缓慢，常反复发作。各类型慢性胃炎有所不同。浅表性胃炎一般表现为饭后上腹部感觉不适，有饱闷感及压迫感，嗳气后自觉舒服，有时还有恶心、呕吐、吐酸及一时性胃痛。萎缩性胃炎的主要症状是食欲减退，饭后饱胀，上腹部钝痛以及疲倦、消瘦、腹泻等全身虚弱表现。肥厚性胃炎以顽固性的上腹部疼痛为主要表现，酷似胃与十二指肠溃疡病，但疼痛无节律性。

3. 罐诊征象　胃区周边出现淡紫色圈，为浅表性胃炎。胃区有凹陷并有淡紫色，为萎缩性胃炎。

4. 诊断

（1）西医：罐诊征象结合自觉症状一般即可确诊。必要时配合胃镜等检查。

（2）中医：属中医学"胃脘痛"范畴。辨证分型常见的有三种：

①肝胃气滞：胃脘胀痛，遇情志不遂加重，舌苔薄白，脉沉弦。

②胃热阴虚：胃痛有烧灼感，口苦，舌红苔黄，脉弦细而散。

③脾胃虚弱：胃脘隐痛，舌质淡苔白，脉沉细无力。

5. 罐疗

（1）部位：反应区：以胃区为中心，采用围罐法。腧穴：内关、足三里。肝郁气滞型配阳陵泉；胃热阴虚型配三阴交；脾胃虚弱型配中脘。

（2）手法：肝郁气滞型配穴可用刺络拔罐泻法，余皆用单纯留罐补法。

（3）时间：留罐 10~20 分钟。

* *

附：中西医常规治疗

（一）西医

1. 一般治疗　少食多餐、定量定时，进食柔软易消化、无刺激性食物，戒烟戒酒。

2. 对症治疗

（1）助消化药物：口服胃蛋白酶、酵母片、多酶片。

（2）解痉止痛药物：0.5%颠茄酊剂、阿托品、普鲁苯辛均可选用。

（3）制酸药物：氢氧化铝、氧化镁等。适用于肥厚性胃炎。

3. 其他药物

（1）抗生素：感染重时可选用，如黄连素、螺旋霉素等。

（2）镇静剂或调节中枢神经功能药物：如安定、谷维素、利眠宁等。

（3）激素：选用泼尼松等，可用于萎缩性胃炎患者。

（二）中医

1. 肝胃气滞　用四逆散合金铃子散加减（方药：柴胡、香附、白芍、茯苓、苏梗、枳壳、川楝子、元胡、甘草）。

2. 胃热阴虚　化肝煎合玉女煎加减（方药：栀子、丹皮、青皮、陈皮、白芍、石膏、知母、石斛、麦冬）。

3. 脾胃虚弱　用香砂六君子汤或黄芪建中汤加减（方药：党参、黄芪、白术、茯苓、半夏、陈皮、砂仁、香附、吴茱萸、甘草）。

中药在慢性胃炎治疗中，有较好的疗效。

（三）预防

（1）积极治疗急性胃炎，彻底治疗口腔、鼻腔、咽喉部慢性感染灶。

（2）注意饮食卫生和习惯，避免刺激性食物和饥饱不节、暴饮暴食。

（3）合理安排学习、工作和生活，避免精神过度紧张和过度疲劳。

（4）避免服用对胃黏膜有刺激的药物，如必须服用，可在饭间或饭后服或配用其他药物，亦可改用肠溶片。

* *

二、胃与十二指肠溃疡病

胃与十二指肠溃疡是常见的慢性全身性疾病。可发于任何年龄，但以青壮年多见，男性多于女性。本病属中医学中的"胃脘痛"、"胃气痛"范围。

胃与十二指肠溃疡又称溃疡病。本病是指仅见于胃肠道与胃液接触部位的慢性溃疡，其形成和发展与酸性胃液和胃蛋白酶的消化作用有密切关系，所以称为消化性溃疡。由于溃疡主要在胃和十二指肠，故又称胃与十二指肠溃疡。在临床上以慢性周期性发作并有节律的上腹部疼痛为特点。本病可发生于任何年龄，但以青壮年为多。至于性别方面男性较女性为多，二者之比为 2～4：1。溃疡病如防治不当可引起严重的病发症，如大出血、胃穿孔或幽门梗阻等。因此，积极防治本病有着重要意义。

根据胃与十二指肠溃疡的临床特点，属于中医学的"胃痛"、"胃脘痛"、"心痛"等范畴。

1. 病因 病因至今尚未完全阐明，目前一般认为多种因素在本病发病中均起一定作用。精神神经因素，饮食、药物对胃黏膜的刺激，各种内分泌因素的影响等，均可诱发溃疡病。

（1）精神神经因素：在长期的或反复的不良精神因素影响下，大脑皮层功能发展紊乱，使在大脑皮层与皮层下中枢的协调关系失常，迷走神经系统兴奋性增高，黏膜分泌异常，自我消化而形成溃疡。

（2）其他因素：

①饮食因素：如长期进食不规则、粗硬食物或辛辣、酗酒等刺激。

②某些药物：如水杨酸类、肾上腺皮质激素、保泰松和利血平等对胃肠黏膜的作用。

③胃黏膜缺血、缺氧：如肺心病、肝脾疾病或全身循环障碍所致的静脉瘀血病例中，往往伴有消化性溃疡。

④幽门功能障碍：胆汁特别是所含胆盐的反流刺激等。

（3）各种内分泌因素与消化性溃疡的关系：

①有人认为肾上腺皮质激素可引起新的溃疡或使溃疡恶化。

②孕妇绝少伴有活动性溃疡，可能与女性激素有关。

③近年来发现一些内分泌腺的肿瘤或增生，可伴发严重的消化性溃疡。

2. 自觉症状　以上腹部疼痛为突出症状，疼痛的性质表现不一，如隐痛、钝痛、胀闷而痛、灼热样痛，甚则刺痛、绞痛难忍，疼痛有节律性的特点，胃溃疡多在进食后半小时至 1 小时左右发生疼痛，持续 1～2 小时后才逐渐缓解，下次进食后，又可重复出现。部位多在上腹正中或稍偏左，可兼有嗳气、泛酸、流涎、恶心、呕吐、上腹闷胀、烦躁、失眠等症状。

3. 罐诊征象　在胃区及十二指肠区域有一个或数个暗红圆形斑点。

4. 诊断

（1）西医：罐诊征象结合自觉症状即可初步确诊。必要时可结合 X 线钡餐透视检查。

（2）中医：属中医学"胃脘痛"范畴，辨证分型同"慢性胃炎"。

5. 罐疗

（1）部位：反应区：以胃区为中心，采用围罐法。腧穴：中脘、足三里。肝郁气滞型配期门；阴虚有热者加三阴交。

（2）手法：采用针罐法，平补平泻法。

（3）时间：留罐 10～15 分钟。

＊＊＊＊＊＊＊＊＊＊＊＊＊＊＊＊＊＊＊＊＊＊＊＊＊＊

附：中西医常规治疗

（一）西医

1. 一般治疗　饮食宜定时，避免粗糙和刺激性食物如香料、调味剂、浓茶、咖啡等。在溃疡病发作期应适当休息。进食易消化、无刺激而富于营养的食物。可根据病情采用流质饮食或软食，病情好转后再过渡到普通饮食。

2. 药物治疗

（1）解痉止痛药：阿托品片口服，疼痛剧烈时可皮下或肌内注射。普鲁本辛、复方颠茄片均可选用。

（2）制酸药：胃舒平、氢氧化铝凝胶、氧化镁等均可选用。

（3）促进溃疡愈合药物：维生素 U、生胃酮等均可选用。

（4）镇静药：安定、谷维素、利眠宁等均可选用。

并发症中有小量出血时可给予安络血肌内注射。

大出血、穿孔、幽门梗阻者，住院抢救、观察。

3. 手术治疗适应证 一般胃、十二指肠溃疡经上述内科治疗后多可恢复，仅有少数患者需进行外科手术治疗，如①经内科积极治疗无效的顽固病例；②大出血年龄在45岁以上，经内科保守治疗48小时未能控制者；③瘢痕性幽门梗阻；④溃疡恶变者；⑤急性穿孔在中西医综合疗法中认为须进行手术者。

（二）中医

辨治方药同"慢性胃炎"。

（三）预防

1. 保持心情愉快 本病的发生既然与精神因素有关，因此，注意消除病人的紧张和忧虑情绪是很重要的。发扬革命乐观主义精神，锻炼身体，增强体质，以提高抗病力。

2. 注意饮食卫生 避免生冷刺激性饮食和烟酒，克服不良饮食习惯，如饥饱不节或暴饮暴食等。

3. 药物禁忌 如可的松、阿司匹林、保泰松、利血平、咖啡因和肾上腺皮质激素，对溃疡的发生、发作和恶化有关，应慎用。用时要注意观察，或采取防止不良反应的措施，如饭后服用或有的药可与碱性药物同用等。

* *

三、胃癌

胃癌是我国最常见的恶性肿瘤之一，约占消化系统癌肿的50%，为人体全部恶性肿瘤的10%。发病年龄以40～60岁为最多，男多于女，约为3：1。属中医"噎膈"、"胃脘痛"、"积聚"的范畴。

1. 病因 胃癌的病因尚未肯定，其发病可能与下列因素有关：①饮食因素：如经滑石粉处理过的大米，其中含有大量具有致癌性的石棉纤维。②胃部某些疾病：如胃息肉、萎缩性胃炎，久治不愈的胃小弯溃疡。③其他：与遗传因素，环境因素、亚硝胺均有一定关系。

2. 自觉症状 胃癌早期可出现下述症状：①上腹饱胀、不适和疼痛：但疼痛与一般胃病疼痛不同；②食欲不振：尤其厌恶肉类食物；轻度恶心、呕吐；③出血：癌肿破溃后，尤其侵及大血管，可有大量出血，出血呕血或黑粪；④其他：可有嗳气、反酸、胃灼热、全身不适、消瘦、乏力等。

3. 罐诊征象 胃区有凸起的一个或数个青紫、暗红色、或灰白色斑点，形状不规则、边缘不清。

4. 诊断

（1）西医：罐诊征象结合自觉症状可初步考虑。进一步确诊要结合 X 线钡餐检查，活组织病理切片或胃镜等。

（2）中医：常见证型如下。

①痰气交阻：胃脘满闷作胀或痛，窜及两胁，呃逆，呕吐痰涎，胃纳减退，厌肉食，苔白腻，脉弦滑。

②痰湿凝滞：胃脘满闷，面黄虚胖，呕吐痰涎，腹胀便溏，痰核累累，舌淡，苔滑腻。

③瘀血内结：胃脘刺痛而拒按，痛有定处，或可扪及腹内积块，腹满不食，或呕吐物如赤豆汁样，或黑便如柏油样，或左颈窝有痰核，形体日渐消瘦，舌质紫黯或有瘀点，脉涩。

④胃热伤阴：胃脘部灼热，口干欲饮，胃脘嘈杂，食后剧痛，进食时可有吞咽哽噎难下，甚至食后即吐，纳差，五心烦热，大便干燥，形体消瘦，舌红少苔，或舌黄少津，脉细数。

⑤脾胃虚寒：胃脘隐痛，喜温喜按，腹部可触及积块，朝食暮吐，或暮食朝吐，宿食不化，泛吐清涎，面色㿠白，肢冷神疲，面部、四肢浮肿，便溏，大便可呈柏油样，舌淡而胖，苔白滑润，脉沉缓。

⑥气血两亏：胃脘疼痛绵绵，全身乏力，心悸气短，头晕目眩，面色无华，虚烦不眠，自汗盗汗，面浮肢肿，或可扪及腹部积块，或见便血，纳差，舌淡苔白，脉沉细无力。

5. 治疗 以中西医常规治疗为主。

罐疗可用于缓解胃癌疼痛。

（1）部位：反应区：以胃区为中心，采用围罐法。腧穴：背部阿是穴。

（2）手法：留罐，平补平泻法。

（3）时间：留罐 5～10 分钟。

* *

附：中西医常规治疗

（一）西医

1. 一般治疗 注意营养，纠正贫血。

2. 手术治疗 为根治早期胃癌最有效的办法。凡临床诊断或高度疑诊为胃癌，除已明确有远处转移或一般情况较差不能耐受手术者外，应考虑剖腹探查，按情况可做胃大部或全胃切除术。

3. 化学药物治疗 5－氟尿嘧啶、噻替哌、喜树新碱等均可选用。

4. 放射治疗 胃癌对放射线一般不敏感，所以很少采用放射治疗。但对息肉样癌而不能手术时，可试用放射治疗。

5. 支持和对症疗法 纠正贫血、水电解质平衡紊乱。疼痛剧烈者解除疼痛，以及胃出血、胃穿孔等并发症的治疗。

此外，尚有试用转移因子，瘤苗免疫治疗作为综合治疗措施之一者。

（二）中医

1. 痰气交阻 用开郁至神汤加减（方药：人参、白术、茯苓、陈皮、香附、当归、柴胡、栀子、甘草）。

2. 痰湿凝滞 用导痰汤加减（方药：陈皮、半夏、茯苓、甘草、枳壳、南星）。

3. 瘀血内结 用膈下逐瘀汤加减（方药：桃仁、红花、当归、川芎、丹皮、赤芍、延胡索、五灵脂、香附、乌药、枳壳、甘草）。

4. 胃热伤阴 用竹叶石膏汤加减（方药：竹叶、石膏、人参、麦冬、半夏、甘草、粳米）。

5. 脾胃虚寒 用理中汤加减（方药：人参、干姜、白术、甘草）。

6. 气血两亏 用十全大补汤加减（方药：人参、白术、茯苓、甘草、熟地、当归、川芎、白芍、黄芪、肉桂）。

经现代药理及临床研究，已筛选出一些较常用的抗胃癌及其他消化道肿瘤的中药，如清热解毒类的白花蛇舌草、半枝莲、肿节风、拳参、苦参、野菊花、野葡萄藤等；活血化瘀类的鬼箭羽、丹参、虎杖、三棱、莪术、铁树叶等；化痰散结类的牡蛎、海蛤、半夏、瓜蒌、石菖蒲等；利水渗湿类的防己、泽泻等。上述这些具有一定抗癌作用的药物，可在辨证论治的基础上，结合胃癌的具体情况，酌情选用。

（三）预防

（1）罐诊征象有不良反应时，应及时进行有关检查。

（2）注意饮食卫生，防止暴饮暴食，避免吃过度刺激性食物，以减少胃炎及胃溃疡的发生，也就相应地减少了胃癌的发生机会。

（3）对胃息肉，萎缩性胃炎、胃酸缺乏及胃溃疡患者积极治疗，定期随访，以防癌变。

＊＊＊＊＊＊＊＊＊＊＊＊＊＊＊＊＊＊＊＊＊＊＊＊＊＊

【结肠】

结肠是大肠的一部分，分升结肠、横结肠、降结肠和乙状结肠四部分。

罐诊位置：大肠区上 3/4 区域，见图 8-10。

一、慢性非特异性溃疡性结肠炎

本病是一种原因不明的慢性结肠炎，以溃疡为主。多发于青壮年。

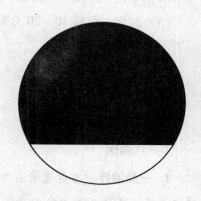

图 8-10　结肠

1. 病因　本病病因不明，可能与以下因素有关：本病发病前多数患者有肠道感染史，因而肠道感染可能是本病致病原因之一；另外本病患者大多数表现情绪紧张，神经过敏，且在精神创伤后，往往可导致本病复发或恶化，因此，神经精神因素也可能为本病的病因；还有部分患者，表现对某种食物过敏，当进食某种食物（如牛奶）后，常可引起疾病复发，禁食此种食物后病情可好转或痊愈，因而过敏因素也是本病的致病因素之一；近来在一些患者中，发现血清中含有结肠抗体，因而认为本病与自体免疫反应有关。

2. 自觉症状　症状以腹泻为主，起病多数较缓慢，排出含有血、脓和黏液的粪便，常伴有阵发性结肠痉挛性疼痛，并有里急后重，排便后可获缓解。大部分病例经过数天的发作后，都有长短不一的症状缓解期，此时大便可完全正常。

3. 罐诊征象　在结肠区有多个红色的斑点，或者是整个区域呈红色的斑点。慢性呈紫色的斑点。

4. 诊断

（1）西医：罐诊征象结合症状，即可初步确诊。必要时结合结肠镜、钡餐等检查。

（2）中医：属中医学"痢疾"、"腹痛"范畴。辨证分型常分为四型：

①湿热下注：腹痛、腹泻、苔黄腻、脉滑数。

②肝旺脾虚：腹泻多在情绪紧张或激动后发生，舌淡苔白，脉弦细。

③脾胃虚弱：肠鸣腹泻，舌淡苔白，脉濡缓。

④肾阳虚衰：肠鸣、腹泻多在黎明前，脉沉细无力。

5. 罐疗

（1）部位：反应区：以大肠区为中心，采用围罐法。腧穴：关元穴、天枢穴。

（2）手法：采用单纯留罐，湿热下注用平补平泻法，余用补法。

（3）时间：留罐 10 ～ 20 分钟。

* *

附：中西医常规治疗

（一）西医

1. 一般治疗　重症患者应卧床休息；轻症者可适当活动，发作期应卧床休息。须食无渣、柔软、易消化、富营养和含维生素丰富的食物。在急性发作期应给予流质饮食。

精神过度紧张者，适当给镇静剂，如利眠宁、巴比妥类。腹痛者可给阿托品或普鲁苯辛等解痉剂，严重腹泻者应补液及补钾。贫血及全身情况较差者可少量多次输血。

2. 抗菌药物　水杨酸偶氮磺胺吡啶效果较好。本药除可引起一般消化道症状，如恶心、呕吐等不良反应外，偶可引起粒细胞减少，需注意。

3. 免疫抑制药物

（1）激素疗法：对症状严重者应用激素可起缓解作用。多用泼尼松口服，停药前，药量逐渐减少。应用过程中要慎防肠道穿孔和继发性感染。急性暴发病例可用较大剂量氢化可的松静脉滴注。

（2）硫唑嘌呤或 6 - 巯基嘌呤：此类药物的疗效尚未确定，且有引起白细胞减少及骨髓抑制的不良反应，仅在其他治疗无效时试用，急性暴发型患者一般不宜用。

4. 手术治疗　对并发癌变、肠穿孔、肠梗阻、急性结肠扩张以及内科治疗不能控制的结肠大出血可作手术治疗。

（二）中医

1. 湿热下注　用白头翁汤加减（方药：白头翁、秦皮、黄连、黄柏、车前子、木香、枳壳）。

2. 肝旺脾虚　用痛泻要方加味（方药：防风、白术、白芍、陈皮、柴胡、薏苡仁、焦山楂）。

3. 脾胃虚弱 用参苓白术散加减（方药：党参、白术、山药、扁豆、砂仁、茯苓、陈皮、谷芽）。

4. 肾阳虚衰 用四神丸加味（方药：附子、肉豆蔻、五味子、补骨脂、吴茱萸、赤石脂、禹余粮）。

* *

二、结肠癌

结肠癌是常见的胃肠道癌肿，其发病率仅次于胃癌和食管癌，患者多在 40 岁以上，男女之比约为 2 : 1。属中医学"癥瘕"、"积聚"、"脏毒"等范畴。

1. 病因 结肠癌的病因尚不明了。国内外研究认为结肠癌的发生可能与下列因素有关：①饮食因素，饮食中脂肪含量与结肠癌有关。②结肠的某些疾病，如结肠息肉或腺瘤可发生癌变。

2. 自觉症状 开始无明显特异症状，或仅有原有疾病的症状，随着病情发展可出现腹泻、便秘、出血、消瘦等情况。

3. 罐诊征象 在结肠区出现凸起的红棕色斑点，不规则，界限、边缘不清。

4. 诊断

（1）西医：罐征结合症状可提示诊断，确诊要结合结肠镜检查，活组织检查等进行。

（2）中医：辨证分型同"胃癌"。

5. 治疗 以中西医常规治疗为主。

* *

附：中西医常规治疗

（一）西医

1. 手术治疗 早期癌肿局限于肠壁或仅有癌肿附近的淋巴结肿大，而癌肿及转移病灶无粘连者，可行广泛的手术切除，包括病变部上下端一部分正常弯曲及该部的肠系膜和淋巴结，此为治疗结肠癌最有效的方法。

2. 化学药物治疗 多与其他疗法并用，对不适合手术治疗的晚期病例可作为主要疗法。主要用 5 - 氟尿嘧啶、自力霉素、环磷酰胺等。

3. 放射治疗　手术前放射治疗可使瘤体缩小，提高切除率，减少区域或远处转移及局部复发。对于不能切除或切除不彻底的结肠癌亦可作为辅助治疗。目前，放射线对结肠癌的治疗尚不理想。

4. 对症治疗、支持治疗及其他治疗　支持疗法以维持全身营养，纠正贫血和水电解质平衡紊乱。对症治疗以及针对并发症如肠出血、肠穿孔、肠梗阻、结肠周围炎、腹膜炎、结肠瘘等进行处理。免疫治疗也在研究和应用。

（二）中医

辨治治疗同"胃癌"。

* *

【肛门】

肛门直肠是消化道的末端，是通于体外的出口，其主要生理功能是传导糟粕、排泄大便。直肠起源于内胚层，而肛管起源于外胚层，由于两者起源不同，所以其血液供应、神经支配、内衬组织等也各不相同。两者以齿线为分界，因此齿线在临床上是一个重要的解剖标志。

肛门罐诊位置：位于膀胱区底部，呈方弧形区域，见图 8 - 11。

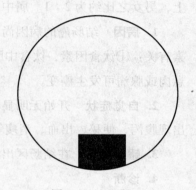

图 8 - 11　肛肠

痔是直肠末端黏膜下和肛管皮肤下的直肠静脉丛发生扩大、曲张所形成的柔软静脉团，或肛缘皮肤结缔组织增生、肛管皮下静脉曲张破裂形成的隆起物。男女老幼皆可为患。故有"十人九痔"之说，其中以青壮年占大多数。根据发病部位不同，痔分为内痔、外痔及混合痔。

1. 分类及分期

（1）内痔：是直肠上静脉丛的曲张静脉团块，位于齿线以上，表面黏膜覆盖，常见于左侧、右前，右后三处。

（2）外痔：是直肠下静脉丛的曲张静脉团块，位于齿线以下，表面为肛管皮肤所覆盖，常因静脉内血栓形成而突出在肛门口或肛门外。

（3）混合痔：由直肠上、下静脉丛互相吻合，互相影响，痔块位于齿线上下，表面同时为直肠黏膜和肛管皮肤所覆盖。

我国目前将内痔分为三期：①第一期为便时带血，痔块不脱出肛门外，仅肛镜检查可见；②第二期为便时痔块脱出肛门外，便后自行回复；③第三期为便时痔块脱出肛门外，不能自行回复而需用手托回。内痔到第二期往往已成混合痔，症状不断加重，全部脱出肛门外的叫"环形痔"。有时痔块脱出肛门外又被痉挛的括约肌所嵌顿，以致瘀血水肿，呈暗紫色甚至坏死，这是极为严重的并发症。

2. 病因

（1）静脉曲张学说：

①解剖因素：门静脉及其分支无静脉瓣，血液易淤积，直肠黏膜下组织疏松，致静脉扩大。

②习惯性便秘：长时间排便，使静脉丛内压长时间增高，逐渐破坏平滑肌纤维和弹性结缔组织，使静脉曲张。

③腹内压力增高：如妊娠期，盆腔肿瘤，因前列腺肥大排尿困难等，使静脉回流受阻。

（2）肛垫增生滑脱学说：Thomson 指出痔由肛垫下移形成。肛垫是肛管上部黏膜下层内海棉状勃起组织，内有小动脉和小静脉，动脉和静脉短路交通并有平滑肌和结缔组织，由肌纤维和结缔组织使垫固定。由于局部组织变性，腹压增高等，使肛垫滑脱，向内向下移位成痔。

3. 自觉症状　内痔主要表现为便血、痔核脱出、肛门不适、疼痛感；外痔则表现为肛门坠胀、疼痛、异物感。而混合痔则兼有内痔、外痔的表现。

4. 罐诊征象　肛门区有紫红色斑条。

5. 诊断

（1）西医：罐诊征象结合自觉症状即可诊断。必要时行直肠指检和肛门镜检查。

（2）中医：本病属于中医的"痔"。常见的辨证分型如下：

①风伤肠络：大便带血，滴血或喷射而出，血色鲜红；或伴口干，大便秘结；舌红，苔黄，脉数。

②湿热下注：便血色鲜，量较多，痔核脱出嵌顿，肿胀疼痛，或糜烂坏死；口干不欲饮，口苦，小便黄；苔黄腻，脉滑数。

③脾虚气陷：肛门坠胀，痔核脱出，需用手托还，大便带血，色鲜红或淡红，病程日久；面色少华，神疲乏力，纳少便溏；舌淡，苔白，脉弱。

6. 罐疗

（1）部位：反应区：以膀胱区为中心，采用围罐法。腧穴：委中穴、承山穴。

（2）手法：采用留罐，平补平泻法。

（3）时间：留罐 15～20 分钟。

* *

附：中西医常规治疗

（一）西医

1. 一般治疗 适用于痔初期，以调理排便为主，保持大便通畅，便后热水坐浴，肛门内可用栓剂，如痔疮栓，有消炎、滑润、收敛的作用。

血栓性外痔局部外敷消炎止痛膏或理疗，若内痔脱出嵌顿初期，可及时将痔团推回肛门内。

2. 硬化剂注射疗法 适用于Ⅰ期、Ⅱ期内痔，将药物注射入母痔基部黏膜下层，产生无菌性炎症反应，达到小血管闭塞和痔内纤维增生，使痔硬化萎缩。

3. 冷冻疗法 适用于痔出血不止、术后复发、年老体弱或伴有心、肺、肝、肾病等而不宜手术者，应用液氮（-196℃）通过冷冻探头与痔块接触，达到组织坏死脱落。

4. 枯痔丁疗法 适用于内痔出血或脱出者，用两头尖呈梭状如火柴棒大小的药锭插入痔内，使痔发生急性炎症反应，腐蚀坏死，最后纤维化。

5. 红外线凝固疗法 适用于Ⅰ期、Ⅱ期小型内痔，是能使蛋白凝固的硬化疗法。

6. 手术疗法 痔脱出较重者或混合痔环状脱垂，手术较好。常用方法有：结扎法、胶圈套扎法、痔切除术、痔环状切除术。

（二）中医

1. 风伤肠络 用凉血地黄汤加减（方药：当归尾、生地、赤芍、黄连、枳壳、黄芩、槐角、地榆、荆芥、升麻、天花粉、甘草、生侧柏）。

2. 湿热下注 用止痛如神汤加减（方药：秦艽、苍术、桃仁、皂角刺、防风、黄柏、当归尾、泽泻、槟榔、大黄）。

3. 脾虚气陷 用补中益气汤加减（方药：黄芪、白术、陈皮、升麻、柴胡、人参、当归、甘草）。

（三）预防

（1）养成每日定时排便的习惯，防止便秘和排便时间过长。

（2）注意饮食卫生，多吃蔬菜，少吃辣椒等刺激性大的食物，避免大量饮酒。

（3）经常锻炼身体，坚持体育活动，尤其是久站久坐或年老体弱的人要更要坚持锻炼。

（4）保持肛门部清洁，及时治疗肛管直肠炎性疾患。

（5）每日可进行数次有节奏的、缓慢的"提肛（如忍大便感）——放松"运动，以促进直肠下端黏膜下和肛门皮下静脉血液的回流。

* *

【肝】

肝是人体内最大的腺体，具有代谢、解毒、分泌、造血和防御等重要功能。

一、脂肪肝

正常肝脏脂肪的含量占肝重的2%～4%。肝内脂质主要为磷脂（占60%）、甘油三酯、脂酸、胆固醇和胆固醇脂等。

当肝内中性脂肪的合成和输出失去平衡，脂肪积聚超过50%时称为脂肪肝。严重时脂质的重量可达5%或更多。

1. 病因 引起本症的原因较多，如长期营养不良、慢性感染（如慢性溃疡性结肠炎、结核病）、中毒（长期饮酒）、糖尿病、甲状腺功能亢进症、肥胖症、妊娠或贫血等均可以导致脂肪肝。

2. 自觉症状 脂肪肝多无自觉症状。有的类似轻症肝炎，有乏力、食欲减退、腹胀等胃肠道症状。

3. 罐诊位置 肝区两侧，各占约1/8面积的竖条状区域，见图8-12。

4. 罐诊征象 脂肪肝区出现紫红色斑片，亦可呈大面积潮红色。

5. 诊断

（1）西医：罐征可单独诊断，也可结合自觉症状或B超等检查。

（2）中医：无症状者或有症状者临床上多用活血化瘀法治疗。

6. 罐疗

（1）部位：反应区：以肝区为中心，采用围罐法。腧穴：足三里。

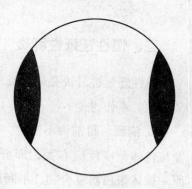

图8-12 脂肪肝

（2）手法：可采用刺络拔罐法。先用梅花针在每个部位叩击 2～4 次，再拔罐。

（3）时间：留罐 5～10 分钟。

附：常见中西医治疗

（一）西医

1. 一般治疗

（1）饮食治疗：限制糖的摄入，按热量比例最好脂类占 50%（选含不饱和脂肪酸含量多的油类如麻油、豆油等），糖占 30%，蛋白占 20%。

（2）适当应用抗脂肪肝药物：如胆碱、甲硫氨基酸、维生素 B_{12} 等。

2. 降血脂药物 高脂血症者可给予安妥明、烟酸等。

（二）中医

多口服复方丹参片等。个别患者可选用当归四物汤加减（方药：当归、熟地、赤芍、川芎）。

（三）预防

（1）预防：积极治疗原发病；戒酒、避免接触或应用对肝有毒的药物；预防治疗高脂血症、糖尿病、甲状腺功能亢进症等；营养缺乏者给予高蛋白、高热量饮食。

（2）提高蛋白质摄入量：多吃瘦肉类、牛奶、鱼虾类、鸡蛋清及豆制品。

* *

二、慢性迁延性肝炎

慢性迁延性肝炎是最常见的肝脏疾病之一。急性肝炎因多有黄疸出现，罐诊意义不大，不作讨论。

1. 病因 目前尚不清楚，可能由于肝炎病毒在机体内持续起作用，有些患者可能与自体免疫反应有关，即肝炎病毒颗粒和患者的被损害的肝细胞结合，形成抗原－抗体蛋白质复合物，不断地作用于机体，使其产生免疫反应。

2. 自觉症状 迁延性肝炎是急性肝炎迁延不逾，病程超过半年；慢性则是病程超过一年以上。两者自觉症状主要是以不同程度的肝区疼痛为主，伴有食欲减退，疲乏无力、腹泻、低热等。

3. 罐诊位置 肝区除脂肪肝外的中间区域，见图 8－13。

4. 罐诊征象 起罐时中央区域发青，为肝炎。紫青色，斑点僵硬状，为肝硬化。紫青斑，斑中有白色，考虑肝硬化腹水。

5. 诊断

（1）西医：罐诊征象结合自觉症状，诊断不难。必要时结合肝功等检查。

（2）中医：大多属胁痛"范畴"。辨证分型为四型。

①肝气郁结：胁痛以胀痛为主，舌苔薄白，脉弦。

②肝胆湿热：胁痛口苦，舌苔黄腻，脉弦数。

③瘀血停滞：胸胁刺痛，舌质紫暗，脉沉涩。

④肝阴不足：胁痛隐隐，舌红少苔，脉细弦。

6. 罐疗

（1）部位：反应区：以肝区为中心，采用围罐法。腧穴：分 2 组，一组为肝俞、胃俞；另一组为胆俞、脾俞。

（2）手法：采用单纯留罐，平补平泻法。每次选 1 组腧穴，交替使用。

（3）时间：留罐 10～20 分钟，每 2～3 日 1 次。

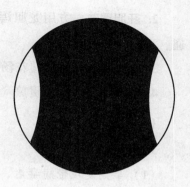

图 8－13　肝脏

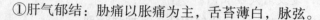

附：中西医常规治疗

（一）西医

一般肝炎的治疗：目前治疗肝炎主要是支持疗法。急性期应卧床休息，一般情况好转，食欲恢复后可在室内稍事活动。饮食应富于营养，用药不宜过多，否则会增加肝脏的负担，不利于病情的恢复。常用护肝药以维生素 B 族和维生素 C 为主。

对慢性肝炎患者：应使之树立战胜疾病的信心。可内服愈肝宁片、肝泰乐等。

重症肝炎的治疗：应住院观察。

（二）中医

1. 肝气郁结 方用柴胡疏肝散加减（方药：柴胡、香附、枳壳、川芎、白芍、甘草）。

2. 肝胆湿热　方用龙胆泻肝汤加减（方药：龙胆草、柴胡、黄芩、栀子、木通、泽泻、车前子）。

3. 瘀血停着　用旋覆花汤加减（方药：旋覆花、当归、桃仁、郁金）。

4. 肝阴不足　用一贯煎（方药：生地、枸杞、沙参、麦冬、当归、川楝子）。

（三）预防

1. 针对传染源

（1）早期发现带病毒者，对可疑病例应进行随访。炊事员、饮食行业从业人员、保育员应进行定期检查。对献血人员应作乙型肝炎抗原检查。

（2）加强对肝炎病人的管理，发现病人后即作疫情报告。病人应予隔离。隔离期自发病日算起不少于 30 天，复发时处理相同。

2. 切断传播途径　对饮食、水源、血及注射用针头等加强管理。

3. 保护易感者　对于密切接触者可肌内注射丙种球蛋白或胎盘球蛋白。

* *

三、原发性肝癌

原发性肝癌系指肝细胞或肝内胆管细胞所发生的癌肿，是癌症中恶性程度很高的一种。本病在我国比较多见，华东、华南地区发病率较高。任何年龄均可发病，但以 30～50 岁为最多，男女之比约为 4～7∶1。属中医学"胁痛"、"积聚"、"黄疸"范畴。

1. 病因　原因迄今未明，从我国情况看大致与慢性肝病、黄曲霉素、寄生虫病、遗传因素等有关。

2. 自觉症状　早期无明显症状，或仅有一般肝病症状如胁痛、上腹胀、食欲减退等，随着病情发展，可有肝脏肿大、疼痛、黄疸、发热、腹水、出血等。

3. 罐诊征象　有一个凸起的暗青色条索状斑点，边缘不清，晦暗无光。

4. 诊断

（1）西医：罐征结合自觉症状可提示诊断，进一步确诊要结合 B 超，活组织检查等。

（2）中医：按积聚、臌胀等辨证，分型参考慢性迁延性肝炎。

5. 治疗　以中西医常规治疗为主。

罐疗可用于缓解肝癌疼痛。

（1）部位：肝区、肝俞及背部阿是穴。

（2）手法：留罐，用平补平泻法。

（3）时间：留罐 5 ~ 10 分钟。

＊＊＊＊＊＊＊＊＊＊＊＊＊＊＊＊＊＊＊＊＊＊＊

附：中西医常规治疗

（一）西医

1. 手术治疗　癌灶的切除是目前治疗原发性肝癌的最好办法。现已能进行肝小叶、半叶甚至三叶切除手术。手术的适应证大致限于病灶较局限而无明显肝硬变和肝功能损害，且全身情况较好的早期病例。此外，对不能切除的病例作肝动脉插管以利药物治疗，为延缓肝癌发展可以结扎肝动脉分支。

2. 放射治疗　适应证为一般情况较好，肿块比较局限，肝功能正常，无明显肝硬变表现，无黄疸、腹水及远处转移者。常用^{60}钴和浓度 X 线，多采取小剂量长疗程，分局部、半肝、全肝或分段及多野照射。

3. 免疫治疗　目前多采用自体或异体肝癌组织疫苗、麻疹病毒疫苗、植物血球凝集（PHA）、小儿麻痹病毒疫苗及新肝胞质 RNA 来治疗，也有用转移因子（TF）者。近年来，有用动物肝胞质 RNA 来治疗甲胎蛋白低滴度持续阳性及肝硬变伴有甲胎蛋白阳性的患者，收到了明显的降甲胎蛋白作用。

4. 支持、对症及并发症的治疗　注意增加营养，缓解疼痛，输血补液等以改善全身情况。如有上消化道出血、肝昏迷、继发感染等，其治疗方法同肝硬变。癌结节破裂可视具体情况施用不同的手术治疗。

5. 化疗　用 5 - 氟尿嘧啶、自力霉素等。

（二）中医

参照"慢性迁延性肝炎"。

（三）预防

开展爱国卫生活动，注意饮食卫生，防治肝炎、肝硬变，做好粮食的保管及防霉去霉工作，定期进行肝癌普查，是预防肝癌和早期发现应当采取的措施。

＊＊＊＊＊＊＊＊＊＊＊＊＊＊＊＊＊＊＊＊＊＊＊

【胆】

胆依附于肝内，起到储存胆汁进而排入消化道而起帮助消化的作用。

罐诊位置：

胆囊颈：胆区上约 1/6 区域。

胆囊体：胆区右下方 2/5 区域。

胆囊底：胆区下约 1/7 区域。见图 8 - 14。

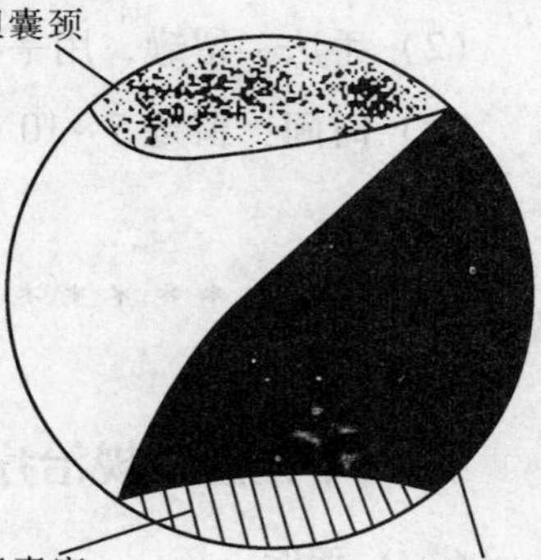

图 8 - 14　胆囊

一、慢性胆囊炎

是胆囊壁的慢性炎症，这里指的是慢性非结石性胆囊炎。

1. 病因　与急性胆囊炎失治、饮食不节、情绪刺激等有关。

2. 自觉症状　胁部疼痛，常牵涉到肩部或腰部；胃部也有相应症状，如上腹痛、呃逆、厌油腻食物等，个别人也可以无任何症状。

3. 罐诊征象　胆区出现片状红疹或紫色斑点。

4. 诊断

（1）西医：罐征结合症状即可诊断。

（2）中医：属中医学"胁痛"、"胃脘痛"等范畴，临床辨证分三型：

①气郁型：胀痛或刺痛，苔多薄白，脉弦。

②湿热型：疼痛，舌质红，苔黄腻，脉弦滑。

③瘀滞型：痛有定处或刺痛，舌质紫暗，脉细涩。

5. 罐疗

（1）部位：反应区：以胆区为中心，采用围罐法。腧穴：肝俞、胆俞、三焦俞、胆囊穴。

（2）手法：采用单纯留罐，平补平泻法。其中，肝俞、胆俞亦可用走罐法，以局部出现暗紫色瘀斑为度。

（3）时间：留罐 10 ~ 15 分钟。

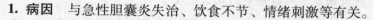

＊＊＊＊＊＊＊＊＊＊＊＊＊＊＊＊＊＊＊＊＊＊＊＊＊

附：中西医常规治疗

（一）西医

1. 保守治疗　一般内服消炎利胆片等。

2. 手术治疗　切除。

（二）中医

1. 气郁型　用柴胡疏肝汤加减（方药：柴胡、白芍、枳壳、甘草、香附、川芎）。

2. 湿热型　用胆道排石汤 6 号加减（方药：枳壳、香附、川芎、茯苓、玄参、栀子）。

3. 瘀滞型　用气郁型方药加活血祛瘀药。

* *

二、胆囊结石

在我国，胆囊结石（包括胆总管结石）具有较高的发病率，多见于 20～40 岁之间的青壮年。

1. 病因　目前一般认为与胆道感染、胆液停滞、胆道寄生虫病等有密切关系。

2. 自觉症状　早期症状不典型，可有轻微腹痛或消化不良的症状。急性期出现上腹部剧痛，恶寒发热，黄疸，疼痛向右肩胛部放射，常伴恶心和呕吐。

3. 罐诊征象　起罐时可见胆区有凹进去的小坑。

4. 诊断

（1）西医：罐征结合症状，即可初步确诊。必要时做 X 线、B 超检查。

（2）中医：辨证分型参照"慢性胆囊炎"。

4. 罐疗

（1）部位：反应区：以胆区为中心，采用围罐法。腧穴：胆俞（取右侧穴）。腹胀者配中脘。发热恶寒者，配肺区、曲池。

（2）手法：主穴采用按摩拔罐法，泻法。配穴采用单纯留罐法，泻法。

（3）时间：均留罐 15～20 分钟。起罐后，用拇指在胆俞穴上按摩 10～15 分钟。

注：罐疗后症状无任何缓解或逐渐加重，应采用中西医常规治疗。

* *

附：中西医常规治疗

（一）西医

1. 内科治疗

（1）低脂饮食。

（2）发作时予肌内注射或静脉滴注解痉止痛药物。

2. 手术治疗

（1）适应证：①胆总管严重梗阻、严重感染并发休克者。②反复发作，经积极的中西医结合治疗无效者。③经 X 线检查，结石巨大、结石嵌顿或胆管狭窄者。

（2）手术种类：一般作胆囊全切等手术。

（二）中医

参照"慢性胆囊炎"辨治。

* *

第四节　泌尿生殖系统疾病

泌尿系统包括肾、输尿管、膀胱及尿道。泌尿系统的主要生理功能是造尿、输尿、贮尿和排尿。

生殖系统由一系列完成繁殖后代的器官所组成。男性生殖器官包括睾丸、副睾、输精管、精囊、射精管、前列腺、尿道球腺、阴茎等。女性生殖器官包括卵巢、输卵管、子宫、阴道、外阴部等。

【肾、输尿管】

肾脏罐诊位置：在左右肾区上 1/2 的中间区域，见图 8－15。

输尿管罐诊位置：在左右肾区的下 1/4 区域，呈竖直条状，见图 8－15。

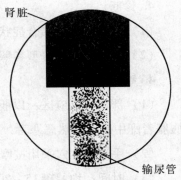

图 8－15　肾、输尿管

一、慢性肾小球肾炎

慢性肾小球肾炎，简称慢性肾炎，是肾小球的炎症性损害。以男性患者较多见，发病年龄大多在青壮年期。属中医学"水肿"、"虚劳"、"腰痛"的范畴。

1. 病因　目前尚有争论，根据临床观察，85%以上的患者，与溶血性链球菌甲型感染有关，其中最主要的是咽部 12 型和 4 型，皮肤的 49 型和 57 型，其次是 1型、2 型、25 型、41 型、45 型，这是由于这些菌型更容易提供可溶性细胞壁抗原的缘故。此外，如葡萄球菌、肺炎双球菌、感冒杆菌等亦可致病。某些病毒如流行性感冒病毒、水痘病毒等亦可致病，但在临床上并不多见。是否还有其他重要病因，尚难肯定。

2. 自觉症状　轻型无自觉症状，尿中有少量蛋白、管型或血尿。一般有水肿、高血压、乏力、腰痛等症状。

3. 罐诊征象　肾区可见紫红色斑点。出现白色，有水肿；有紫色圆形圈，表明有积水。

4. 诊断

（1）西医：罐诊征象结合症状、体征，一般即可诊断。必要时结合尿液、肾功能、同位素肾图甚至肾穿刺检查。

（2）中医：以高血压为主者，参考高血压的辨证分型。以水肿为主者，常见辨证分型如下：

①水湿浸渍：全身水肿，按之没指，小便短少，身体困重，胸闷腹胀，纳呆，泛恶，苔白腻，脉沉缓，起病较缓，病程较长。

②湿热壅盛：遍体浮肿，皮肤绷急光亮，胸脘痞闷，烦热口渴，或口苦口黏，小便短赤，或大便干结，舌红，苔黄腻，脉滑数或沉数。

③脾阳虚衰：身肿，腰以下为甚，按之凹陷不易恢复，脘腹胀闷，纳减便溏，食少，面色不华，神倦肢冷，小便短少，舌质淡，苔白腻或白滑，脉沉缓或沉弱。

④肾阳衰微：面浮身肿，腰以下为甚，按之凹陷不起，心悸，气促，腰部冷痛酸重，尿量减少，四肢厥冷，怯寒神疲，面色㿠白或灰滞，舌质淡胖，苔白，脉沉细或沉迟无力。

5. 罐疗

（1）水肿为主者，采用以下拔罐方法。

部位：反应区：以肾区为中心，采用围罐法。腧穴：天枢、关元、阴陵泉。

手法：采用单纯留罐，平补平泻法。脾肾阳虚型，起罐后可给予温和灸。

时间：留罐 15～20 分钟，温和灸 5～10 分钟。

（2）高血压为主者：参照"高血压病"进行拔罐。

＊ ＊

附：中西医常规治疗

（一）西医

1. 激素 一般首选泼尼松。开始剂量每天 20～40mg，1 次顿服，治疗 2 周后，若尿蛋白不减少，则第 3 周每天剂量再增加 20mg，如仍无效，则第 4 周每天剂量再增加 20mg，直至每天最高达 80mg，待蛋白尿消失后，再用药 1 周，然后改用隔日 1 次顿服。在间歇服药期间，激素的剂量每周递减 1 次，每次减少 5mg，直至隔日服 30mg，以后减慢递减速度，应在血沉、胆固醇恢复正常以及球蛋白比例正常后开始递减。一般每 1～2 月 1 次，每次减少 5mg，直至最小维持量。最小维持量每人不同，可以观察有无尿蛋白以及血沉正常为度，继续服用 6 个月至 1 年。在应用维持量过程中，如有复发须重新加大激素剂量，待控制后再改为维持量。

皮质激素疗效不佳者，可加用环磷酰胺或硫唑嘌呤联合治疗。

2. 免疫抑制疗法

（1）环磷酰胺：剂量每天每公斤体重以 2～3mg 计算，每晚静脉注射 1 次，在 1～2 个月内尿蛋白消失者，继续静脉用药 2 周，以后改为每晚 1 次顿服，维持 6～12 个月，若出现消化道反应或脱发还可继续应用，若白细胞下降至 3500/mm³ 以下，或发生出血性膀胱炎、肝损害、性腺萎缩等均应停药，如及早停药后不良反应可以消失。

（2）硫唑嘌呤：剂量每天每公斤体重以 2～3mg 计算，分 3 次口服，若尿蛋白消失，可改用每日每公斤体重 1mg，维持半年左右。不良反应较环磷酰胺为重，其中白细胞减少尤为显著，宜谨慎使用。

环磷酰胺、硫唑嘌呤应用 2 个月无效者，即应停用。必要时，还可选用氮芥用氯喹治疗。

3. 抑制非免疫因素 目前最常用的有消炎痛。消炎痛对肾小球肾炎的治疗作用可能是通过抑制前列腺素的合成来抑制白细胞的向化作用及吞噬作用，血小板的凝聚作用和血小板因子的释放，以及稳定溶酶体等，常用剂量是每次 25mg，每日 3 次口服，必要时可加至每日 100～150mg，分 3～4 次饭后口服。连服 1 月无效者，可以停用。若出现神经系统症状。肝肾损害、白细胞减少等应停药，此外，还可以试用阿司匹林、肝素、潘生丁或降糖灵等治疗。

4. 饮食宜忌 有浮肿及高血压者应忌盐，无浮肿者可采用少盐饮食，血中尿素氮不高而有浮肿者，可食高蛋白饮食；血中尿素氮不高亦无浮肿者，可用普通饮食。血中尿素氮升高者，给低蛋白饮食。

（二）中医

1. 辨证施治

（1）高血压为主者：参考"高血压病"篇。

（2）水肿为主者：可施治如下。

①水湿浸渍：用胃苓汤合五皮饮加减（方药：白术、茯苓、苍术、厚朴、陈皮、猪苓、泽泻、肉桂、桑白皮、陈皮、大腹皮、茯苓皮、生姜皮）。

②湿热壅盛：用疏凿饮子加减（方药：羌活、秦艽、大腹皮、茯苓皮、生姜、泽泻、木通、椒目、赤小豆、商陆、槟榔）。

③脾阳虚衰：用实脾饮加减（方药：干姜、附子、草果仁、白术、茯苓、炙甘草、生姜、大枣、大腹皮、木瓜、木香、厚朴）。

④肾阳衰微：用济生肾气丸合真武汤加减（方药：熟地、山药、山茱萸、茯苓、丹皮、泽泻、附子、肉桂、白术、车前子、生姜、白芍、牛膝）。

2. 单方验方 ①赤小豆120g，鸡1只，每日煮服。②葫芦头1个，乌鱼一条，煮服。③羊乳250ml，每日饮用。④赤小豆90g，商陆根30g，煎汤服。

（三）预防

积极防治急性肾炎，防止某些慢性肾炎由急性演变而来。避免受冷、受湿、过度疲劳及应用对肾脏有损害的药物，特别是控制感染性疾病的发病率，对本病的预防有重要的意义。

* *

二、慢性肾盂肾炎

慢性肾盂肾炎是一侧或两侧肾盂和肾实质受非特异性细菌直接侵袭而引起的慢性感染性疾病。以女性患者多见，尤以妊娠妇女及女婴更为常见。属于中医学"淋证"、"腰痛"的范畴。

1. 病因 几乎任何致病菌均可引起本病，其中以大肠杆菌和副大肠杆菌为最多见，占发病率的50%～80%，其次，葡萄球菌、产气杆菌、粪链球菌、绿脓杆菌、变形杆菌、产碱杆菌较多见。支原体、霉菌引起本病者则属少见，病毒是否引起本病尚未证实。通过直接感染、上行性感染、血源性感染、淋巴管感染而致病。

2. 自觉症状 急性期超过6个月病程未愈，即为慢性。症状轻微而复杂，一般仅有疲乏感、不规则低热、腰痛、乏力、轻微浮肿等症状。

3. 罐诊征象 肾区有暗红色斑点，或亮白色斑点为主。

4. 诊断

（1）西医：罐诊征象结合症状、性别等，诊断不困难，必要时结合尿常规检查、尿培养、X 线检查、肾功能检查等。

（2）中医：一般急性肾盂肾炎属"淋证"，慢性肾盂肾炎属"腰痛"等范畴。辨证分型如下：

①膀胱湿热：患者尿频、尿急、尿痛、苔黄腻、脉濡数或滑数。

②肝胆湿热：患者时有腰痛，尿频而热，苔黄腻，脉弦数。

③肾阴不足，湿热留恋：小便频数，大便溏薄，舌质红、苔薄黄腻，脉细濡数。

5. 罐疗

（1）部位：反应区：以肾区为中心，采用围罐法。

（2）手法：采用单纯留罐，平补平泻法。

（3）时间：留罐 10 ~ 15 分钟。

＊＊＊＊＊＊＊＊＊＊＊＊＊＊＊＊＊＊＊＊＊＊＊＊＊＊

附：中西医常规治疗

（一）西医

肾盂肾炎在急性期，必须及时、正确足量应用抗菌药物；在慢性期宜两种或两种以上抗菌药物联合应用，根据不同情况选用常规治疗、预防治疗、加强治疗和抑制治疗。

1. 抗生素 常用的有链霉素、庆大霉素、卡那霉素等。严重病例亦可选用氨基苄青霉素等。对肾功能有损害者，链霉素、卡那霉素、庆大霉素等忌用。

2. 磺胺类 常用的磺胺甲基异噁唑（SMZ）、磺胺异噁唑（SUZ）、磺胺 - 5 - 甲氧嘧啶（SMD）等，这些磺胺药均可以与三甲氧氨苄嘧啶（TMP）合用，可增加疗效。

3. 呋喃类 常用的有呋喃坦丁等。

其他还可选用乌洛托品、萘啶酸等。

4. 一般疗法 在急性期应适当休息，多饮开水，以利于细菌毒素的排出，但在慢性肾盂肾炎已影响到肾脏排泄功能时，饮水量应按情况而定。

慢性肾盂肾炎的治疗过程中，应注意保暖，切勿受凉，否则由于机体抵抗力的降低容易重复发作。

去除诱因，若伴有尿路结石或尿路梗阻时，应积极治疗。

尿为酸性时，有尿急及排尿疼痛，可服用小苏打等碱性药物，每次1g，每日2次，或用热水坐浴，每日2次。

（二）中医

1. 膀胱湿热　用八正散加减（方药：萹蓄、瞿麦、木通、滑石、栀子、银花、连翘、乌药、车前子、甘草梢）。

2. 肝胆湿热　用龙胆泻肝汤加减（方药：龙胆草、山栀、黄芩、柴胡、生地、泽泻、车前子、木通、甘草梢）。

3. 肾阴不足　湿邪留恋用知柏地黄丸加味（方药：丹皮、茯苓、泽泻、山药、生地、知母、黄柏、石斛、山萸肉）。

4. 脾肾两虚　余邪未清用参苓白术散合二仙汤加减（方药：党参、茯苓、白术、白扁豆、米仁、仙茅、仙灵脾、黄柏、知母、当归、山药）。

（三）预防

（1）加强体育锻炼，提高机体的防御疾病的能力，消除全身感染性病灶和各种诱发因素，如尿路梗阻或畸形。

（2）积极宣传妇婴卫生知识，注意泌尿道卫生和经期卫生。

（3）导尿术、膀胱镜检查、尿道扩张术等操作时，应严格遵守无菌技术，操作轻柔，以免创伤感染。

＊＊＊＊＊＊＊＊＊＊＊＊＊＊＊＊＊＊＊＊＊＊＊＊＊

三、肾及输尿管结石

肾脏是大多数泌尿系统结石的原发部位，结石位于肾盏或肾盂中。输尿管结石多由肾脏移行而来，肾和输尿管结石单侧为多，双侧同时发生者约占10%。

1. 病因　结石形成机制至今尚未完全明了，目前认为尿石形成有二项基本要素：

（1）尿内晶体饱和度：尿内含有形成结石的晶体，主要成分有磷酸盐、草酸盐、尿酸盐等，如这些晶体在尿液中饱和度过高，则易引起析出、沉淀、结聚，以致尿石形成。

（2）晶体聚合抑制因子：尿内存在有晶体聚合抑制物质，如焦磷酸盐，枸橼酸、镁、多肽、尿素、黏多糖、透明质酸，甘氨聚糖等，这些抑制因子和晶体表面的某些特殊部位结合即可抑制晶体的再形成和聚合。

2. 结石形成的诱发因素 正常尿内晶体饱和度和晶体聚合抑制因子的活性两者处于平衡状态，一旦由于某种因素破坏了这种平衡，不论是前者饱和度过高，抑或是后者活性降低，均可引起尿内晶体聚合，导致尿石形成。下列因素对尿石的成因起着明显的诱发作用。

（1）全身性因素：

①新陈代谢紊乱：体内或肾内存在有某种代谢紊乱，可引起高血钙症、高尿钙症，如甲状旁腺功能亢进的病人，血钙增高，血磷降低，尿钙增高；痛风病人嘌呤代谢紊乱，血中尿酸增高，尿中尿酸排泄增多；特发性高尿钙症病人尿钙增高等等均容易形成结石。

②饮食与营养：尿石的形成与饮食营养有一定关系，膀胱结石与营养的关系更为明显，主要是营养缺乏问题。据流行病学调查的结果，在发达的国家，肾结石发生率上升而膀胱结石的发病率降低，我国解放后，也出现了这样明显的趋势。

③长期卧床：骨折或截瘫的病人，长期卧床常可引起骨质脱钙，尿钙增加，同时由于尿液滞留、并发感染，尿中很容易形成尿石。

④生活环境：尿石在某些地区的多发，可能与地理、气候、水源及饮食习惯等因素有关。天气炎热、出汗多、尿液浓缩，水和饮食中含有过多的矿物质成分如草酸盐、尿酸盐等，易引起结石的发生。

⑤精神、性别、遗传因素：现代工业化社会中，高度职业紧张状态的人群结石发生率较高，可能与下丘脑垂体对尿浓缩及成分的调节失常有关。女性尿石发生率远较男性为低，可能与女性尿内枸橼酸浓度较高，有助于防止尿内结晶的聚合有关。尿石形成与遗传的关系比较明显的只有胱氨酸和尿酸结石，在大多数结石患者找不到遗传因素。

（2）泌尿系统的局部因素：

①尿路感染：菌落、脓块、坏死组织等均可构成结石核心，细菌中特别是变形杆菌、葡萄球菌等，有将尿素分解成氨的作用，从而使尿液碱化，有利于磷酸盐、碳酸盐的沉淀而形成结石。

②尿路慢性梗阻：尿道狭窄、前列腺增生症、动力性排尿功能障碍均可引起尿流不畅，尿液瘀积可使晶体沉淀、聚合形成结石。

③异物：尿路内存留的异物，如长期留置的尿管，不吸收的手术缝线，成为尿液中晶体附着的核心而形成结石。

2. 自觉症状 主要症状是腰腹部疼痛和血尿，极少数病人可长期无自觉症状，待出现肾积水或感染时才被发现。

3. 罐诊征象 起罐时可见凹陷的白色小坑。

4. 诊断

（1）西医：罐诊征象结合自觉症状提示，必要时行腹部 X 线片检查确诊。应排除胆石症、胆囊炎、胃及十二指肠溃疡、阑尾炎等疾病。

（2）中医：属于中医学"淋证"的范畴。常见证型如下：

①血淋：小便热涩刺痛，尿色深红，或夹有血块，疼痛满急加剧，或见心烦，舌苔黄，脉滑数。

②石淋：小便艰涩，或排尿时突然中断，尿道窘迫疼痛，少腹拘急，或腰腹绞痛难忍，痛引少腹，连及外阴，舌红，苔薄黄。

③热淋：小便频急短涩，尿道灼热刺痛，尿色黄赤，少腹拘急胀痛，或有寒热，口苦，呕恶，或腰痛拒按，或有大便秘结，苔黄腻，脉滑数。

5. 罐疗

（1）部位：反应区：以肾区为中心，采用围罐法。腧穴：关元、腹结、大横、阳陵泉、足三里、三阴交。

（2）手法：采用刺络拔罐法。先用梅花针轻叩拟拔罐部位，后拔罐。

（3）时间：留罐 3 ~ 5 分钟。每日可数次，症状缓解后可每日或隔日 1 次，10 ~ 15次为 1 个疗程，每个疗程间隔 3 ~ 5 日。

＊＊＊＊＊＊＊＊＊＊＊＊＊＊＊＊＊＊＊＊＊＊＊＊＊＊

附：中西医常规治疗

（一）西医

肾及输尿管结石的治疗要根据结石大小、部位、数目、形状、一侧或两侧，有无尿流梗阻、伴发感染、肾功能受损程度、全身情况以及治疗条件等进行具体分析，全面考虑。但当绞痛发作时，首先应该使症状缓解，而后再选择治疗方案。

1. 肾绞痛的处理

（1）解痉止痛：常用药物为杜冷丁及阿托品，用阿托品 0.5mg 及杜冷丁 50 ~ 100mg 肌内注射，口服颠茄片 16mg，每天 3 次。

（2）指压止痛：用拇指压向患侧骶棘肌外缘、第三腰椎横突处，可收到止痛或缓解疼痛的效果。

（3）皮肤过敏区局部封闭：先用大头针在患侧腰部试出皮肤过敏区，然后用 0.5% 奴夫卡因 20ml 作过敏区皮内及皮下浸润封闭，有时可收到明显的止痛效果。

2. 非手术疗法 非手术疗法一般适合于结石直径小于1ml、周边光滑、无明显尿流梗阻及感染者，对某些临床上不引起症状的肾内较大鹿角形结石，亦可暂行非手术处理。

（1）大量饮水：大量饮用开水或磁化水，不仅增加尿量起到冲洗尿路、促进结石向下移动的作用，而且还可稀释尿液减少晶体沉淀。

（2）中草药治疗：常用药物有金钱草、海金沙、瞿麦、萹蓄、车前子、木通、滑石、鸡内金、石韦等，可随症加减。

（3）经常作跳跃活动，或对肾下盏内结石行倒立体位及拍击活动，也有利于结石的排出。

（4）其他：对尿培养有细菌感染者，应积极抗感染。对体内存在代谢紊乱者，应积极治疗原发疾病以及调理尿的酸碱度等等。

3. 体外冲击波碎石

4. 手术疗法 结石引起尿流梗阻巳影响肾功能、或经非手术疗法无效，无体外冲击波碎石条件者，应考虑手术治疗。原则上对双侧肾结石先取手术简便安全的一侧；一侧肾结石，另一侧输尿管结石，先取输尿管结石；双侧输尿管结石先取肾积水严重的一侧。对有严重梗阻、全身虚弱不宜行较复杂的取石手术者，可先行肾造瘘。

手术方式：根据结石大小、形状和部位不同，常用的有以下几种手术方式：

（1）肾盂或肾窦切开取石术：切开肾盂、取出结石，鹿角状结石或肾盏结石，有时须作肾窦内肾盂肾盏切开取石。

（2）肾实质切开取石术：肾结石较大，不能经肾窦切开取石者，需切开肾实质取石。

（3）肾部分切除术：适用于肾一极多发性结石（多在肾下极），或位于扩张而引流不畅的肾盏内，可将肾一极或肾盏连同结石一并切除。

（4）肾切除术：一侧肾结石并有严重肾积水或肾积脓，已使肾功能严重受损或丧失功能，而对侧肾功能良好者，可行切除患肾。

（5）输尿管切开取石术：输尿管结石直径大于1cm或结石嵌顿引起尿流梗阻或感染，经非手术疗法无效者可行输尿管切开取石术。

（6）套石术：输尿管中下段结石直径小于0.6cm，可试行经膀胱镜用特制的套管或导管套取。

（二）中医

1. 辨证用药

（1）血淋：用小蓟饮子加减（方药：小蓟、生地、蒲黄、藕节、木通、淡竹叶、栀子、滑石、当归、生甘草梢）。

（2）石淋：用石韦散加减（方药：石韦、冬葵子、瞿麦、滑石、车前子）。

（3）热淋：用八正散加减（方药：萹蓄、瞿麦、木通、滑石、栀子、银花、连翘、乌药、车前子、甘草梢）。

2. 针刺促进排石 针刺或电针肾俞、膀胱俞、三阴交、足三里、水道、天枢等可增加肾盂、输尿管的蠕动，有利于结石的排出。

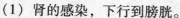

【膀胱】

罐诊位置：膀胱区上 1/4 区域，见图 8 - 16。

一、膀胱炎

膀胱炎是膀胱的炎症，多见于女性，本病相当于中医学的"淋证"。

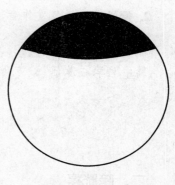

图 8 - 16

1. 病因 膀胱炎几乎是继发的。继发的原因主要有以下三个方面：

（1）肾的感染，下行到膀胱。

（2）尿道梗阻性病患，如前列腺肥大、尿道狭窄。

（3）膀胱局部病变，如结核、结石、异物等。

其主要致病菌是大肠杆菌，其次是葡萄球菌。

2. 自觉症状 尿频、尿急、尿痛和尿液混浊。

急性膀胱炎，上述症状剧烈，并可有终末血尿或全血尿，慢性膀胱炎的症状较缓和。

3. 罐诊征象 膀胱区见紫红色斑点。

4. 诊断

（1）西医：罐诊征象结合症状，性别、诊断多不困难。必要时结合实验室检查，膀胱镜检查等。

（2）中医：属中医学"淋证"范畴，辨证分型同"肾盂肾炎"。

5. 治疗

（1）部位：反应区：以膀胱区为中心，采用围罐法。

（2）手法：采用单纯留罐，平补平泻法。

（3）时间：留罐 10～20 分钟。

* *

附：中西医常规治疗

（一）西医

1. 急性期　注意休息，多饮水，服用抗菌消炎药物及解痉镇痛剂。参照"肾盂肾炎"篇。

2. 慢性期　反复发作者，除上述治疗外，应检查有无尿路梗阻或结石等。

（二）中医

属中医学"淋证"，方药参考"肾盂肾炎"篇。

* *

二、膀胱癌

膀胱癌是泌尿系统最常见的癌肿，患者大多在 40 岁以上，男性多于女性，相当于中医学的"血证"、"淋证"等。

1. 病因　本病病因不明。

2. 自觉症状　无痛性血尿为其主要症状，间歇发作，可为镜检血尿或肉眼血尿，在晚期，有大量血尿。并发感染时有膀胱刺激症状。至晚期，因肿瘤浸润到输尿管口，可引起肾盂积水、肾功能衰竭，甚至尿毒症。

3. 罐诊征象　患有膀胱癌的人，其膀胱罐诊部位边缘不清、形状不整、色呈暗青或暗紫，似有"光泽"的凸起。

4. 诊断

（1）西医：罐诊征象结合自觉症状。

（2）中医：本病多不进行中医辨证。

5. 治疗　以中西医常规治疗为主。

* *

附：中西医常规治疗

（一）西医

膀胱肿瘤治疗以手术切除为主。手术治疗分为经尿道切除肿瘤、膀胱切开切除肿瘤、膀胱部分切除、膀胱全切除等手术。根据肿瘤的病理并结合肿瘤生长部位、病人全身情况等选择适当的手术方式。放射治疗、化学治疗、免疫治疗等在治疗中作为一种辅助措施或作为肿瘤切除后预防复发的一种手段。

1. 手术治疗

（1）电灼或电切法：对小的表浅肿瘤，可经尿道施行肿瘤电灼或电切术，对较大的肿瘤亦可进行经尿道肿瘤切除，对多发表浅肿瘤可切开膀胱施行电灼及电切术。

（2）肿瘤及膀胱部分切除术：对已侵犯肌层的肿瘤可选择此种治疗方法，切除包括肿瘤的全层膀胱壁，切缘距肿瘤不少于2cm，肿瘤若邻近输尿管口则一并切除，另行输尿管膀胱移植术。

（3）膀胱全切术：适用于肿瘤浸润深、范围广或肿瘤位于三角区内者。难以用上述方法手术治疗者则采用膀胱全切术。膀胱全切术又分单纯膀胱全切术及膀胱肿瘤根治全切术。后者包括清扫盆腔淋巴结及切除除直肠外的盆腔内器官。膀胱切除后尿流改道方式较多，如直肠膀胱术、回肠膀胱术、膀胱再生术、可控性肠管膀胱等，目前仍以回肠膀胱尿流改道者为多。

2. 非手术治疗

（1）放射治疗：用^{60}钴或电子加速器治疗，对肿瘤切除后预防复发及晚期癌肿控制病情发展有一定帮助。

（2）化疗：化疗分全身化疗和局部化疗两种，局部化疗又有经髂内动脉内灌注和经膀胱内灌注等方法。目前较普遍的化疗用药还是多经膀胱内灌注。

膀胱内灌注方法：丝裂霉素20～40mg加生理盐水或蒸馏水20～40ml，病人排空尿液后行膀胱内灌注，药液保留2～3小时，每周1次，共8次，以后改为2周1次，再灌4次，共12次。其他灌注药物还有噻替派、喜树碱、5-氟尿嘧啶、阿霉素、顺铂等均有所用。

（3）免疫治疗：卡介苗膀胱内灌注对预防肿瘤复发有明显疗效，据报道，干扰素、白介素等全身应用及膀胱内灌注对预防肿瘤术后复发亦有较好作用。

（4）其他：如激光、射频、热水加压、枯矾液注射等等，因疗效不一，尚少成熟结论。

（二）中医

本病多不进行中医辨证论治。

＊＊＊＊＊＊＊＊＊＊＊＊＊＊＊＊＊＊＊＊＊＊＊＊＊＊

【前列腺】

前列腺是男性生殖系统主要腺体之一，前列腺位于膀胱的下方，包绕尿道的起始部，形状与大小都与栗子相似。

前列腺是男性生殖系的腺体之一，男性生殖腺有三个：尿道球腺、前列腺及精囊腺，一般只有前列腺单独发病，因此，罐诊研究价值相对较高。

而男性生殖系的一些常见病症，如阳痿、早泄等性功能障碍症等，后天因素引起者，多是由前列腺疾病引起的。

罐诊位置：膀胱区下 1/2 区域中，左右各一如半椭圆状，见图 8-17。

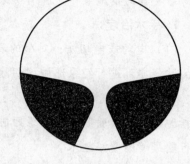

图 8-17 前列腺（卵巢、输卵管）

一、慢性前列腺炎、前列腺肥大

慢性前列腺炎是男性成人极常见的疾病，分特异性和非特异性两种，本节讨论非特异性慢性前列腺炎。前列腺肥大是老年男性的一种常见病。发病率随年龄而逐渐增加，大多数发生在 50～70 岁之间。属中医"癃闭"、"淋证"范畴。

1. 病因 前列腺肥大的病因尚未完全了解。慢性前列腺炎为男性成人极常见的疾病，分为特异性（结核性、淋病性）和非特异性两种，往往与后尿道炎、精囊炎或附睾炎同时并发，本节重点讨论非特异性慢性前列腺炎，其病情复杂多变。

前列腺炎多因葡萄球菌、链球菌、大肠杆菌及白喉杆菌感染所致。球菌和杆菌混合感染的情况较常见，也有特异性与非特异性同时并存。可经血行、淋巴或直接蔓延感染，常因后尿道感染侵及前列腺所致。

过去曾认为炎症、动脉粥样硬化、性生活过度、盆腔充血是致病因素，现在认为最重要的是性激素平衡失调所致。

2. 自觉症状

（1）慢性前列腺炎：可以毫无症状，也可出现尿频、尿急、尿痛。疼痛部位主要在会阴部、腰骶部及直肠内，有时可牵涉到耻骨上区及阴茎、睾丸等处，疼痛多为坠胀隐痛，性功能减退，早泄、阳痿或遗精等，全身易疲倦乏力，腰酸腿痛或失眠多梦等神经衰弱症状。发炎的前列腺可引起其他器官的感染，如关节炎，心内膜炎，周围神经炎，以致不育等疾患。

（2）前列腺肥大：起初症状不明显，以后渐渐出现，有尿频、夜尿、排尿困难、尿线无力、甚至尿失禁、血尿等。

3. 罐诊征象　膀胱区可见紫红色斑片，斑片呈暗淡色。

性功能障碍者，膀胱区色白，呈凹陷状。

4. 诊断

（1）西医：罐诊征象结合症状即可诊断。若无症状，而罐诊征象明显也可诊断。必要时配合前列腺液检查、尿三杯试验、细菌培养等。

（2）中医：属中医学"腰痛"、"淋证"、"虚劳"的范畴。辨证分型如下：

①瘀滞型：以会阴、小腹或阴囊部疼痛为主，舌质正常或有紫斑，苔薄白，脉弦紧或细。

②湿热型：尿频、尿急、尿痛、排尿不适或灼热感。尿末有白色或浑浊分泌物滴出。腰骶及会阴部坠胀，舌苔黄腻、脉滑数。

③肾阴虚型：遗精，舌红苔少，脉细数。

④肾阳虚型：阳痿、早泄、舌质淡胖、脉沉弱。

5. 罐疗

（1）部位：反应区：以膀胱区为中心，采用围罐法。腧穴：关元、中极、三阴交。瘀滞型，加膈俞、血海、合谷；湿热型，配天枢、水道、阴陵泉；肾阴虚型，配三阴交；肾阳虚型，加命门。

（2）手法：主穴及肾阴虚型配穴可采用单纯留罐法。瘀滞型、湿热型配穴可采用刺络拔罐法。肾阳虚型可采用艾灸拔罐法。

（3）时间：留罐 10~20 分钟，温和灸 5~10 分钟。

＊＊＊＊＊＊＊＊＊＊＊＊＊＊＊＊＊＊＊＊＊＊＊

附：中西医常规治疗

（一）西医

慢性前列腺炎比较顽固，应长期用几种方法同时进行治疗，并在症状完全消失，前列腺液恢复正常后，继续治疗 2~3 个月。

1. 全身治疗　禁酒及刺激性调味品，避免性欲过度，性生活须有规律。用药物防止便秘，多饮水。

2. 抗菌药物

（1）口服药物：较长时间轮流服用各种磺胺药物（如复方新诺明）和磺胺增效剂，如呋喃坦丁、痢特灵等。

（2）肌内注射药物：较长时间轮流肌内注射青霉素、庆大霉素。

3. 前列腺按摩　每1～2周1次，可以促进前列腺内炎性分泌物的引流，每次将前列腺液作检查，观察白细胞数是否逐渐减少。

4. 热水坐浴　每日2次，每次20～30分钟，或用超短波理疗。

5.5%卡那霉素及0.5%醋酸泼尼松（或0.06%地塞米松）离子透入，隔日1次。

（二）中医

（1）瘀滞型：用前列腺汤（方药：丹参、泽兰、赤芍、桃仁、红花、乳香、没药、王不留行、青皮、川楝子、小茴香、白芷、败酱草、蒲公英）。

（2）湿热型：用八正散加减（方药：萹蓄、瞿麦、木通、滑石、车前子、甘草梢）。

（3）肾阴虚型：用知柏地黄汤（方药：丹皮、茯苓、泽泻、山药、生地、知母、黄柏、石斛、山萸肉、酸枣仁、远志）。

（4）肾阳虚型：用右归丸加减（方药：附子、肉桂、菟丝子、杜仲、鹿角胶、熟地、山药、枸杞子、当归）。

＊＊＊＊＊＊＊＊＊＊＊＊＊＊＊＊＊＊＊＊＊＊＊＊＊

二、前列腺癌

前列腺癌在我国较少见。但在欧美各国常见，因癌肿而死亡的男性中，前列腺癌占第三位。

1. 病因　本病病因不明，大多有慢性前列腺炎病史。

2. 自觉症状

（1）前列腺癌：早期有时可以无症状。

（2）排尿症状：尿频尿急，尿液缓慢，尿流变细，且有中断，排尿必须用力，尿滴沥，急性尿潴留，充溢性尿失禁等，有时可出现镜检或肉眼血尿。

（3）晚期症状：腰骶部或髋部疼痛，膀胱区或阴茎疼痛，直肠或会阴部疼痛，便秘、消瘦、乏力，进行性贫血等。

3. 罐诊征象　起罐后前列腺区有黄棕色、青紫色或黑色，形状不规则的凸起的斑点。

4. 诊断

（1）西医：罐诊征象结合症状可提示诊断，确诊需结合肛诊、膀胱镜检查等。

（2）中医：属中医学"癃闭"范畴，辨证分型同"慢性前列腺炎"。

5. 治疗　以中西医常规治疗为主。

＊＊＊＊＊＊＊＊＊＊＊＊＊＊＊＊＊＊＊＊＊＊＊＊＊＊

附：中西医常规治疗

（一）西医

早期以手术切除为主，晚期用雌激素治疗。

（二）中医

辨证方药参照"慢性前列腺炎"。

＊＊＊＊＊＊＊＊＊＊＊＊＊＊＊＊＊＊＊＊＊＊＊＊＊＊

【子宫、阴道】

　　子宫是女性生殖器官之一。子宫为中空的肌性器官，富有扩张性。一般成年未产妇的子宫呈倒置的梨形。

　　妇科的不少疾病，如月经病、带下病等，均是子宫疾病的一种症状。

　　罐诊位置：

　　膀胱区中上 1/4 区域为子宫区，中间圆形区域为子宫颈，下 1/2 的中间约 1/4 竖条状区域为阴道，见图 8-18。

　　下 1/2 外侧（相当于男性前列腺区）为卵巢、输卵管，见图 8-17。

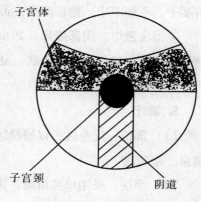

图 8-18　子宫、阴道

一、阴道炎

是由滴虫、霉菌等引起的阴道部位的炎症。临床以外阴瘙痒，白带增多为特点。

1. 病因

（1）外阴炎：阴道分泌物过多、尿瘘患者的尿液及糖尿病患者的尿糖刺激、外阴皮肤不洁等均可引起外阴炎。

（2）滴虫性阴道炎：抗原体为阴道毛滴虫，易在酸性较低的环境中繁殖，引起滴虫性阴道炎。

（3）霉菌性阴道炎：多由白色念珠菌引起。该菌平时寄生于阴道内，当阴道内酸性增强时，即迅速繁殖引起炎症，故多见于孕妇、糖尿病患者及接受大量雌激素治疗者。如长期应用抗生素，改变了阴道内微生物之间的相互抑制关系，亦可使该菌大量繁殖而引起感染。

（4）化脓性阴道炎：多见于老年妇女及幼儿，由于卵巢功能不足，雌激素水平低，阴道上皮薄，抵抗力弱，而易受化脓性球菌的侵袭，引起感染。

2. 自觉症状 外阴皮肤瘙痒、疼痛或灼热感，白带增多。局部发红、肿胀，重者可发生溃疡，导致双侧小阴唇黏连，引起排尿疼痛或困难。有时也可引起体温升高。

3. 罐诊征象 阴道区有紫红色斑点。

4. 诊断

（1）西医：罐诊征象结合自觉症状及阴道分泌物检查可确诊。

（2）中医：常见以下证型：

①肝经湿热：阴部瘙痒灼痛，带下量多，色黄如脓，稠黏臭秽，头晕目眩，口苦咽干，心烦不宁，便秘溲赤，舌红，苔黄腻，脉弦滑而数。

②湿虫滋生：阴部瘙痒，如虫行状，甚则奇痒难忍，灼热疼痛，带下量多，色黄呈泡沫状，或色白如豆渣状，臭秽，心烦少寐，胸闷呃逆，口苦咽干，小便黄赤，舌红，苔黄腻，脉滑数。

5. 罐疗

（1）部位：反应区：以膀胱区为中心，采用围罐法。腧穴：脾俞、百虫窝、阴陵泉、阳陵泉。

（2）手法：采用单纯留罐，泻法。

（3）时间：留罐 15～20 分钟。

＊＊＊＊＊＊＊＊＊＊＊＊＊＊＊＊＊＊＊＊＊＊＊＊

附：中西医常规治疗

（一）西医

1. 外阴炎 外阴部用 1∶5000 高锰酸钾液坐浴，每日 2 次，坐浴后局部涂以抗生素软膏。有发烧及白细胞增高者,可口服或肌内注射抗生素。

2. 滴虫性阴道炎

(1) 局部用药:初次治疗,用肥皂液擦洗阴道,继用0.5%~1%乳酸或醋酸冲洗阴道后再用药,可提高疗效。无此条件时可用淡醋液坐浴(半盆温开水加入经煮沸的食醋2汤匙)。常用药为甲硝唑200~400mg,每晚置阴道深部,连续7~10天为1个疗程。亦可用中药苦楝皮、苦参、椿树皮根、蛇床子、苍术、黄柏各15g,每日一剂,水煎坐浴。

(2) 全身用药:甲硝唑200mg,每日3次,7日为1个疗程,或400mg每日2次,共5天。亦有用1~2g顿服者。

(3) 注意事项:为避免再次感染,治疗期间,内裤及洗涤用具应煮沸消毒。因治疗后易复发,故经后3~5日应复查。无条件复查,经后又出现症状者,可重复治疗。久治不愈者,应检查本人及配偶的尿液或前列腺液,如发现滴虫,应同时用甲硝唑口服治疗。连续3次月经后检查白带如滴虫阴性者,方可认为治愈。

3. 霉菌性阴道炎

(1) 用碱性溶液如2%~4%碳酸氢钠或肥皂水冲洗外阴及阴道,改变阴道酸碱度,使霉菌不利于生长。冲洗后,再用制霉菌素片剂或栓剂塞入阴道内,每次10万~20万U,每晚1次,10~14天为1个疗程,外阴再涂以3%的克霉唑软膏,效果可更好。

(2) 可用冰硼片两片置入阴道,每晚1次,7~10天为1个疗程;

(3) 1%~2%龙胆紫水溶液擦阴道,隔日1次,共2周,注意勿用药过度过频,以免引起化学性皮炎或溃疡。

(4) 10%硼砂甘油涂擦阴道及外阴亦有效,可与龙胆紫间隔应用。顽固病例可口服酮康唑或克霉灵,以消灭肠道念珠菌,或外用咪康唑。

治疗中禁止性交,每日更换洗净消毒之内裤。经期后复查。

4. 化脓性阴道炎 老年患者治疗原则是增强阴道抵抗力及抑制细菌生长。

(二) 中医

按辨证分型进行论治:

(1) 肝经湿热:用龙胆泻肝汤加减(方药:龙胆草、栀子、黄芩、柴胡、生地、车前子、泽泻、木通、甘草、当归)。

(2) 湿虫滋生:用萆薢渗湿汤加减(方药:萆薢、泽泻、茯苓、白术、白头翁、苦参、防风)。

(三) 预防

(1) 加强卫生宣教,注意个人卫生。

（2）公共浴室应设淋浴，浴盆、浴巾等用具应严格消毒。公共厕所以蹲式为宜。严格管理好游泳池，有滴虫者必须治疗后方能入池。

（3）妇科检查用具应严格消毒，避免交叉感染。

二、慢性子宫颈炎

1. 病因 多因分娩、流产或手术使子宫颈损伤，经细菌感染而引起，亦有因阴道炎或阴道内酸碱度异常，子宫颈长期浸于炎性分泌物中致使上皮脱落，发生感染。

2. 自觉症状 白带增多为主，呈乳白色黏液状，有时为脓性，或带血性，少数有接触性出血。有的伴有下腹坠胀或腰背酸痛等症状。

3. 罐诊征象 子宫区青紫色斑点。

4. 诊断

（1）西医：罐诊征象配合自觉症状即可诊断。必要时结合妇科检查。

（2）中医：属中医学"带下病"范畴，辨证分型如下：

①脾虚带下：色白或淡黄，质黏稠，无臭气，舌质淡、苔白或脉缓弱。

②肾虚：白带清冷、量多，舌质淡，苔薄白，脉沉迟。

③湿毒：带下量多，色黄绿如脓，或挟血液，或浑浊如米泔，有臭秽气，阴痒；舌质红，苔黄，脉数或滑数。

5. 罐疗

（1）部位：反应区：以膀胱区为中心，采用围罐法。腧穴：肾俞、腰眼。脾虚型加脾俞、足三里；肾虚型加命门、三阴交；湿毒型加胆俞、阳陵泉。

（2）手法：主要采用艾灸拔罐法，湿热下注型可采用针罐法。

（3）时间：留罐 10～15 分钟。

* *

附：中西医常规治疗

（一）西医

积极治疗、预防慢性子宫颈炎，可以预防子宫颈癌的发生。

治疗子宫颈炎之前，必须排除子宫颈癌的可能，以局部治疗为主，其原则为促使糜烂面柱状上皮坏死脱落后，由新生鳞状上皮重新覆盖，使糜烂愈合，防治方法如下：

1. 注意外阴清洁 正确处理分娩过程，避免宫颈裂伤，防止感染。

2. 阴道冲洗后局部上消炎药 可用1:1000新洁尔灭或1%乳酸溶液冲洗阴道，擦干后将呋喃西林塞入阴道后穹窿，每日1次，每次1片，5~10次为1个疗程。或用5%氯霉素鱼肝油涂宫颈，每日1次。亦可用中药：蛤粉30g，雄黄、黄丹各16g，乳香、没药、儿茶各32g，硼砂1g，黄连、黄芩、黄柏各16g，研成细末，撒在糜烂面上。

3. 硝酸银烧灼 用10%硝酸银溶液涂在宫颈糜烂面上，腐蚀后即用生理盐水拭净，每周1次，2~3次为1个疗程。上药时须注意勿使药液烧灼正常阴道壁组织。

4. 子宫颈电熨术或电灼术 利用热能，使子宫颈表面组织坏死，结成痂皮，约2周后，痂皮开始脱落，鳞状上皮重新生长覆盖创面，糜烂愈合。适用于中、重度子宫颈糜烂、宫颈息肉及宫颈腺体囊肿。

5. 激光疗法 大多用二氧化碳激光器，采用激光烧灼方法，使病变组织碳化而愈。

6. 冷冻疗法 应用冷冻器产生超低温，使局部组织坏死脱落，再由上皮新生而达到治疗目的。妇科多用液氮冷冻器治疗，采用接触冷冻法。

7. 手术切除 对久治不愈而症状明显的慢性宫颈炎、宫颈肥大或有癌前病变者，可考虑作宫颈锥形切除术。

（二）中医

1. 辨证论治

（1）脾虚：用完带汤加减（方药：白术、山药、人参、白芍、苍术、甘草、陈皮、黑芥穗、柴胡、车前子）。

（2）肾虚：用内补丸加减（方药：鹿茸、菟丝子、潼蒺藜、黄芪、肉桂、桑螵蛸、肉苁蓉、制附子、白蒺藜、紫菀茸）。

（3）湿毒：用止带方加减（方药：猪苓、茯苓、车前子、泽泻、茵陈、赤芍、丹皮、黄柏、栀子、牛膝）。

2. 单方验方

（1）鸡冠花30g，金樱子15g，白果10个，水煎服。

（2）金樱子30g，水煎服、猪膀胱、冰糖炖服。

* *

三、子宫肌瘤

子宫肌瘤又称子宫纤维肌瘤，是女性生殖器官中最常见的一种良性肿瘤，主要由子宫平滑肌细胞及少量结缔组织构成。多见于 30～50 岁的妇女，30 岁以上的妇女约 10%～20% 有潜在的肌瘤。肌瘤的发生可能与雌激素的水平过高或雌激素的长期刺激有关。肌瘤往往随卵巢功能的衰退而停止发育，绝经后肌瘤继续增长者应警惕有恶变的可能。

1. 病因 可能与过多雌激素的持续刺激有关。

2. 自觉症状 小的子宫肌瘤可无症状。一般的有月经过多，下腹坠胀疼痛、腰背酸痛，白带多，甚至尿频尿急，不孕等。临床表现与肌瘤的生长部位、大小、增长速度、有无继发改变及并发症等有关。

小的浆膜下肌瘤往往毫无症状，而黏膜下肌瘤较早出现症状，但大多数子宫肌瘤可出现如下临床现象：

（1）月经过多：为子宫肌瘤的主要症状。常表现为月经过多、经期延长或周期缩短。有的肌瘤多表现为不规则阴道出血或偶尔大量出血，严重者可继发贫血。

（2）腹部包块：肌瘤超出骨盆腔以外时，患者常易自己发现，尤以清晨空腹时更明显。肿瘤多位于下腹正中，也可偏向一侧，质硬，表面高低不平，如有变性，肿瘤的质地也随之改变。

（3）疼痛：如盆腔内的神经、血管受压或盆腔炎时，可出现腹痛，腰背酸痛等。

（4）压迫症状：肌瘤过大或位置较低者，可压迫盆腔脏器。压迫膀胱可出现尿频、排尿困难或尿潴留。压迫输尿管可致肾盂积水或继发肾盂肾炎。压迫直肠，可有排便困难等。

（5）不孕：约有 30% 的子宫肌瘤患者不孕。

（6）白带增多：可有大量脓性或血性带下。

3. 罐诊征象 在子宫区有青紫色圆形斑点。

4. 诊断 罐诊征象结合年龄、临床表现，一般即可确诊。中医一般按经验方治疗，不辨证施治。

5. 罐疗

（1）部位：反应区：以膀胱区为中心，采用围罐法。腧穴：关元、天枢、子宫双穴。

（2）手法：采用单纯留罐，平补平泻法。

（3）时间：留罐 10～15 分钟。

* *

附：中西医常规治疗

（一）西医

根据患者的年龄、临床表现、肌瘤生长部位、大小、数目及患者对生育的要求等情况决定治疗方法。

1. 手术治疗　是治疗子宫肌瘤的主要方法。有下列情况之一者即应施行手术：子宫增大超过妊娠 3 个月大小；肿瘤增长迅速疑有恶变；肌瘤对邻近器官有明显压迫症状；黏膜下子宫肌瘤；月经过多伴有严重贫血，经药物治疗无效，有严重并发症出现者。

肌瘤小于妊娠 3 个月大小，无明显自觉症状或已近绝经期的，可暂不手术。但需要 3～6 个月复查 1 次。

2. 药物治疗　多用于近绝经期或绝经后的妇女，肌瘤不超过妊娠 3 个月大小，伴有月经过多者。

（1）雄激素：有对抗雌激素、抑制肿瘤生长或减少月经量的作用，常用的有甲基睾丸素片，每日 10mg，每月服 20 天，连用 3 个月；或丙酸睾丸酮肌内注射，月经期每日 25mg，连用 3 天，以后每周注射 1～2 次，每次 25mg，每月总量不超过 300mg。

（2）子宫收缩剂：出血较多者，可口服麦角流浸膏，肌内注射（或静脉滴注）催产素、麦角新碱等。

（3）放射治疗：仅适用于绝经期的妇女，肌瘤不大，出血严重者，或因其他疾病不适宜手术治疗者，可用深度 X 线、或 ^{60} 钴体外照射，破坏卵巢功能，造成人工绝经。亦可用镭锭宫腔内照射，达到毁坏宫内膜造成永久性闭经的目的。

若患者年轻且肌瘤过大，可疑恶变或为黏膜下肌瘤。如患有盆腔炎，肌瘤与卵巢肿瘤并存者，均忌用放射疗法。

（二）中医

主方：归尾、王不留行、桃仁、莪术、三棱、香附、夏枯草、昆布、薏苡仁、续断、牛膝。

气虚者，可加党参或太子参。

* *

四、子宫颈癌

子宫颈癌为妇女最常见的恶性肿瘤之一。占女性生殖系统恶性肿瘤的首位，以35～55岁发病率为最高，20岁以下者较少见。

1. 自觉症状　早期症状可仅有接触性出血或绝经后间断性出血，有的伴白带增多或血性白带。

2. 罐诊征象　有凸起且不规则的暗青色斑点。

3. 诊断　罐诊征象结合自觉症状可提示诊断，确诊要结合阴道细胞学检查、活体组织检查、妇科检查等。

一般不用中医辨证论治。

4. 治疗　以中西医常规治疗为主。

* *

附：中西医常规治疗

（一）西医

1. 手术治疗　主要适用于早期宫颈癌。

2. 放射治疗　为治疗子宫颈癌的重要方法之一，适用于各期宫颈癌，可以单独使用，也可用于手术前后，目前常用的有镭、^{60}钴、深度 X 线，前两者可放置在阴道及宫腔内，做腔内照射；^{60}钴、深度 X 线可做体外照射，主要针对子宫旁组织及盆腔淋巴结的转移癌灶进行治疗。

在放射治疗中及治疗结束后数月至数年内，引起一系列放射反应，如对全身、皮肤黏膜、胃肠道（直肠反应较明显）、膀胱等均有影响，并使造血系统受到抑制（主要表现为白细胞下降，血小板减少、出凝血时间延长等等）。因此在治疗过程中要严密观察，并给以支持疗法，增加营养，食用高蛋白且易消化的膳食，给以大量维生素（主要以维生素 B_1、维生素 B_2、维生素 B_6、维生素 C 等）并用生血象的药物（如利血生、鲨肝醇等），中医中药扶正，必要时输用新鲜血液，并加用抗生素，以防感染。

3. 化学药物疗法　单独用化学药物治疗宫颈癌的效果并不理想，多做为癌症晚期的姑息疗法，或做为手术及放射治疗的辅助。化疗与放疗联用可提高癌细胞对放射线的敏感性，并可延长放射线对癌细胞的抑制作用，因而可减少放射剂量。常用的有氨甲喋呤、噻替哌、5－氟尿嘧啶、环磷酰胺、氮芥及争光霉素等。

在化疗中及停药后的一段时间内，可出现造血功能、胃肠道、泌尿系统以及肝脏等重要脏器的毒性反应，尤以造血系统最明显。由于白细胞的下降，易继发感染，因血小板降低，出现凝血时间延长，又可引起出血。感染出血严重者可以危及生命，因此在使用化疗前、用药期间、以及停药后，均做系统的体格检查，要特别注意重要脏器的功能及血液系统的变化。如发现白细胞及血小板计数明显降低时，应立即停药，并做相应的处理（同放疗反应）。待情况好转后可继续用药。

（二）中医

多不辨证用药，而是外用为主，如"三品"饼、双紫粉等。

（三）预防

子宫颈癌发病率虽高，但因子宫颈较近体表，易于暴露，给早期诊断提供了有利条件。宫颈癌的早期，如能得到及时根治，预后是很好的。因此，定期进行防癌普查，早期发现，大力宣传晚婚，施行计划生育，推广科学接生，防止产伤，做好妇女五期卫生保健，提高广大妇女的卫生科学知识水平等，都是预防宫颈癌的重要环节。

＊＊＊＊＊＊＊＊＊＊＊＊＊＊＊＊＊＊＊＊＊＊＊＊＊＊＊＊

五、慢性盆腔炎

盆腔炎是女性生殖器官及其周围结缔组织和盆腔腹膜受细胞侵袭发生炎症的统称。根据发病部位的不同，有子宫体炎、附件炎（输卵管、卵巢炎）、盆腔结缔组织炎及盆腔腹膜炎等。

1. 病因 盆腔炎多发生于分娩、流产及生殖道手术后，主要因消毒不严、细菌侵入、机体抵抗力弱而引起。有时则因经期或产褥期不够注意卫生造成，也有时继发于阑尾炎。常见致病菌为链球菌、大肠杆菌、葡萄球菌、淋菌及厌氧菌。

慢性盆腔炎多为急性盆腔炎治疗不彻底所致。有时可无急性盆腔炎史。

2. 自觉症状 常感下腹部坠胀疼痛，腰骶部酸痛，有时伴肛门坠胀感，在劳累、性交后及经前可加重；时有白带增多，痛经或月经过多。

3. 罐诊 子宫、附件区出现青紫色或暗红色斑点，呈斑片状。

4. 诊断

（1）西医：罐诊征象结合自觉症状，诊断常不困难。必要时行妇科常规检查。

（2）中医：病名属于中医学"妇人腹痛"范畴，辨证多属血瘀，兼夹湿热或寒湿。

5. 罐疗

（1）部位：反应区：以膀胱区为中心，采用围罐法。腧穴：分2组。一组为关元、气海、归来、阴陵泉；另一组为肾俞、肝俞。

（2）手法：采用单纯拔罐法。两组腧穴交替使用，每次取1组穴。

（3）时间：留罐10~15分钟。

* *

附：中西医常规治疗

慢性盆腔炎以中西医结合治疗或用2~3种方法综合治疗为好。

（一）西医

1. 宫腔注药　0.25%氯霉素100ml中加入氢化可的松250mg、山莨菪碱50mg、阿托品1mg，注入宫腔，每次约20ml，每周2次。有助于消除输卵管炎症及粘连，对慢性盆腔结缔组织炎及附件炎亦有一定疗效。

2. 理疗　促进盆腔血液循环，改善组织营养，对减轻症状及促使炎症的吸收消退有一定作用。常用者有超短波、红外线透热疗法及碘或钙离子透入疗法等。

3. 组织疗法　有助于炎症病变的吸收，常用者为胎盘组织液4ml肌内注射，每周2次，8次为1个疗程，必要时重复。

4. 抗生素　如压痛明显或有急性或亚急性发作时，可酌情使用抗生素及其他消炎药物。

5. 手术治疗　经长期保守治疗无效而症状明显，或有较大的炎症肿块者，可行手术切除，切除范围以能获得彻底治愈为原则。对40岁以上的患者，宜行全子宫及双侧附件病变部分的切除。手术时应尽量保留卵巢的健康部分，尤其是年轻患者。

（二）中医

以活血化瘀为治疗原则，助以清热解毒，或散寒除湿，随症加减。

1. 压痛较明显或热象重者　柴胡、川楝子、黄芩、败酱草、赤芍、银花、生苡仁各12g，水煎服，每日1剂。

2. 增厚或肿块明显者　丹参、当归、赤芍、桃仁、乳香、没药，水煎服，每日1剂。

3. 腹部外敷　用野菊花、栀子、白花蛇舌草、鱼腥草等研末，置布袋内蒸热、热敷下腹两侧。一次量可连用 3～5 日。

4. 中药灌肠　用红藤、败酱草、蒲公英、紫花地丁，加水煎成 100ml，用导尿管插入直肠内 14cm 以上，缓慢注入，用 20 分钟注完后，再卧床休息 30 分钟，如能临睡前注入则更好。有炎性包块者加三棱、莪术、桃仁；腹痛较重者加延胡索、香附；腹中冷痛严重者，加附子。

* *

第五节　神经系统、运动系统及其他

人的神经系统，包括中枢神经系统的脑和脊髓；周围神经系统的神经和神经节。

神经系统在人体的生命活动中起着主导作用，它既调节体内各器官的生理活动使之完整统一，又能使人体适应外界环境的变化，从而保证机体对内、外界环境的相对平衡。

特别是脑，在长期的进化过程中，既感觉、调节、联系和控制机体活动的高级中枢，还是人类进行思维活动的物质基础。使人类不仅限于被动地适应外界环境的变化，而且能主动地认识世界和改造世界。

神经系统除直接作用于肌肉、腺体等效应器官外，它还作用于内分泌器官，使之产生激素，这种通过神经系统和内分泌器官完成的综合生理功能，叫神经体液调节。

神经系统疾患主要阐述中枢神经系统（脑和脊髓）及周围神经系统（脑神经和脊髓神经）受损后所引起的感觉、运动、反射和内脏神经功能障碍所致的疾病。

精神病则为大脑皮层功能紊乱，为高级神经活动障碍，有思维、情感、智能、行为和意识异常等。

罐诊在本系统疾病的诊断中有一定有局限性，尤其对癫痫、精神分裂症等疾患，还没有总结出规律，是大家在今后的罐诊实践中需要进一步探讨的。

一、头痛、头晕

头痛是一种极为常见的症状，疼痛性质包括刺痛、胀痛、闷痛、空痛、牵扯痛、电击样疼痛等等。各种年龄、性别的人均可以发生。

1. 病因 头痛的病因复杂，许多疾病如颅内病变的脑炎、脑膜炎、脑血管意外、脑肿瘤、脑脓肿以及颅脑创伤等；颅外病变，头颅附近器官疾病如青光眼、屈光不正、鼻窦炎、鼻炎、乳突炎，全身性疾病的发热、高血压、神经衰弱均可有头痛症状。

2. 罐诊位置 心区上 1/2 区域，见图 8 – 19。

3. 罐诊征象 头区有片状青色斑。

4. 诊断

（1）西医：结合原发病罐征、症状，一般诊断不难。可适当结合有关的辅助检查如脑电图、X 线、CT 等检查。

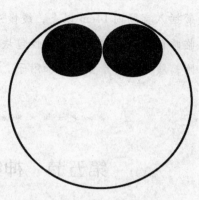

图 8 – 19 头痛

（2）中医：亦称头痛，辨证分型有下几种：

①风寒头痛：头痛而恶寒重，口不渴，苔白，脉浮紧。

②风热头痛：头痛而发热重，口渴、舌边尖红、苔薄黄、脉浮数。

③风湿头痛：头痛，身重，苔白腻，脉濡或缓。

④阴虚阳亢：头痛、腰酸、舌红苔薄黄，脉弦细。

⑤气血虚弱：头痛日久，过劳则甚，舌淡脉虚。

⑥痰湿：头痛昏蒙，胸脘满闷，苔腻，脉弦滑。

⑦瘀血：头痛有定处或针刺，或有头部外伤史，舌质紫暗，脉涩。

⑧肾亏头痛：头脑空痛，耳鸣，记忆力减退，舌红，脉细数或淡红。

5. 罐疗

（1）部位：反应区：以心区为中心，采用围罐法。腧穴：肝俞、肾俞、阳陵泉。

（2）手法：单纯留罐，实证用泻法，虚证用补法。

（3）时间：留罐 10～20 分钟。

＊＊＊＊＊＊＊＊＊＊＊＊＊＊＊＊＊＊＊＊＊＊＊＊＊＊＊

附：中西医常规治疗

（一）西医

1. 病因治疗 针对病因进行治疗，如颅内感染应用抗生素，颅内占位性病变可行手术治疗。高血压、五官疾病、精神因素等所致者，均应进行相应的处理。

2. 对症治疗

（1）安定、镇痛药：安定、眠尔通、利眠宁、氯丙嗪等，常与镇痛药阿司匹林、氨基比林等合用，镇痛效果更好。十分剧烈的头痛（如蛛网膜下腔出血）可给杜冷丁等，但不可久用。

（2）血管收缩药：偏头痛可服用麦角胺咖啡因片，发作刚开始时即服1片，必要时间隔30～60分钟再服1片，1周总量不应超过8片。呕吐者可改用酒石酸麦角胺0.25～0.5mg肌内注射，1周内能用1次，孕妇及有严重肝、肾、心血管病者忌用；疼痛发作频繁，上述药物不能控制者，可服甲基麦角酸丁醇酰胺1mg，每日3次。

（3）脱水治疗：用高渗葡萄糖、甘露醇、山梨醇等静脉注射，对颅内压增高的头痛有效。

（4）补液治疗：用5%葡萄糖盐水500～1000mg加咖啡因250mg静滴，每日1次。

（5）组织胺脱敏疗法：用于组织胺性头痛，用1:1000磷酸组织胺0.1ml皮下注射，逐日递增0.1ml，直至1:100浓度1mg，以后间隔逐渐延长，继续数月，如出现面红，恶心时下次应减量。

（6）其他：颞动脉或颈外动脉普鲁卡因封闭或结扎，对某些血管性头痛有效。抗癫痫药物如苯妥英纳对于头痛型癫痫有效。

（二）中医

1. 风寒头痛 川芎茶调散加减（方药：川芎、荆芥、防风、细辛、白芷、羌活、薄荷、甘草）。

2. 风热头痛 桑菊饮加减（方药：桑叶、薄荷、菊花、连翘、杏仁、桔梗、芦根、生甘草）。

3. 风湿头痛 羌活胜湿汤加减（方药：羌活、独活、藁本、防风、蔓荆子、川芎、甘草）。

4. 阴虚阳亢头痛 六味地黄汤加味（方药：熟地、石决明、山药、杜仲、茯苓、泽泻、山萸肉、丹皮、天麻、钩藤）。

5. 痰湿头痛 二陈汤加味（方药：法半夏、陈皮、白术、茯苓、天麻、炙甘草）。

6. 瘀血头痛 通窍活血汤加减（方药：当归、川芎、赤芍、生姜、川红花、桃仁、葱白、麝香）。

7. 肾亏头痛 大补元煎加减（方药：熟地、山药、山萸肉、枸杞子、杜仲、党参、当归、鹿角胶、熟附子、炙甘草）。

8. 气血虚弱头痛 八珍汤加减（方药：党参、熟地、白术、茯苓、白芍、当归、川芎、炙甘草）。

＊＊＊＊＊＊＊＊＊＊＊＊＊＊＊＊＊＊＊＊＊＊＊＊＊＊

二、失眠多梦

失眠多梦，在当今高度紧张生活节奏的社会里，很是常见。

1. 病因 本症常见于"神经官能症"。情绪紧张，精神创伤，过度疲劳为本病发生的常见原因。自主神经功能紊乱是本病发生的常见病理基础。

2. 自觉症状 以两种表现为主：①失眠，入睡困难，稍睡即醒，再难入睡，次日精神良好，也不感疲劳。易激动，有心悸、心脏部位的疼痛，头痛、出汗，或血压暂时的波动。②能入睡，但彻夜多梦，休息效率低，委靡不振，疲乏无力，记忆力减退，食欲不振，消瘦，心脏部疼痛，出汗，胃肠道功能失调，性功能减退等，患者总是疑虑不安，害怕自己有某种不治之症存在。表现有疑病妄想的色彩。

3. 罐诊位置 脾区、胆区、肝区、心区。

4. 罐诊征象 各区出现异常斑点，均可以导致本病。

5. 诊断

（1）西医：罐诊征象结合自觉症状一般不难诊断。必要时配合脑电图等检查，排除脑器质性病变。

（2）中医：病名属"不寐"。

辨证分型有如下几种：

①肝阳上亢：头痛、失眠，舌红少苔，脉弦数或细数。

②心肾阴虚：不寐、心悸、五心烦热、舌红少苔、脉细弱。

③心脾两虚：心悸、失眠、多梦易醒，舌淡红有齿痕，脉沉细弱。

④肾阳虚：精神委靡、少寐易醒，记忆力减退，腰痛阳痿、早泄，舌淡苔白，脉沉迟或两尺脉无力。

⑤痰气交阻：精神抑郁、情绪不宁，胁肋胀痛，苔薄腻。脉弦或弦滑。

6. 罐疗

（1）部位：肺区、胆区、三阴交。痰气交阻型，配脾俞、丰隆；肝阳上亢型，配肝俞、脾俞、风池；心肾阴虚型，配心俞、肾俞、太溪；心脾两虚型，配心俞、脾俞；肾阳虚型，配肾俞、关元俞、关元。

（2）手法：痰气交阻型用刺络拔罐法；肝阳上亢、心肾阴虚型用单纯留罐法；心脾两虚、肾阳虚型用艾灸拔罐法。

（3）时间：留罐15～20分钟，温和灸5～10分钟。每日或隔日1次，10次为1个疗程。

* *

附：中西医常规治疗

（一）西医

理论上，神经官能症的预防在于从小培养坚强的性格和健康的身体，能正确对待和处理个人矛盾，妥善安排生活、工作和学习，注意劳逸结合；但在实践上，要完全做到这些，并不是很容易的。

治疗方面主要包括精神治疗、生活安排和药物对症治疗。

1. 精神治疗 主要是解释性治疗。医生在确诊之后，向患者说明发生神经衰弱的可能原因和疾病性质，打消患者的顾虑，消除发生继发性焦虑的基础。精神治疗应建立在仔细询问病史和仔细检查的基础上，这一点特别重要。

2. 生活安排 有规律地安排工作，生活和学习、有助于神经衰弱的好转。对脑力劳动者来说，应适当增加体力活动，使体力活动和脑力活动有一个适当的交替。

3. 药物对症治疗

（1）兴奋性增高者：可选用弱安定药，如利眠宁、安定、安宁等。对失眠者睡前可加倍服用。或加用其他安眠药，如水合氯醛、安眠酮等，可交替短期应用。

（2）衰弱性增强者：可先用溴化钠咖啡因合剂或中药五味子合剂。

（3）自主神经功能紊乱者：可加用谷维素。

（4）其他：头痛可用颅痛定等。健忘者可用 γ -氨酪酸，谷氨酸，维生素 B_1，胎盘制剂等，均可酌情使用。

（二）中医

1. 肝阳上亢 用杞菊地黄汤加减（方药：生熟地、酸枣仁、柏子仁、山萸肉、枸杞子、菊花、沙参、麦冬）。

2. 心肾阴虚 用天王补心丹和六味地黄汤加减（方药：生地、麦冬、丹参、柏子仁、酸枣仁、当归、党参、远志、茯神、山萸肉、丹皮）。

3. 心脾两虚 用归脾汤加减（方药：党参、黄芪、酸枣仁、白术、茯神、当归、桂圆肉、炙甘草、木香、远志)。

4. 肾阳虚 用右归饮加减(方药:熟地、山药、党参、枸杞子、山萸肉、杜仲、肉桂、熟附子、炙甘草)。

5. 痰气郁结 用逍遥散加减(方药:柴胡、当归、白芍、远志、焦山栀、半夏、生牡蛎、酸枣仁、珍珠母、生龙骨、枳壳、茯苓、白术)。

＊＊＊＊＊＊＊＊＊＊＊＊＊＊＊＊＊＊＊＊＊＊＊＊＊＊

三、颈椎病

颈椎退行性改变,产生症状时称为颈椎病。

1. 病因 各种急、慢性外伤造成椎间盘、韧带、后关节囊不同程度的损伤是外因;椎间盘退变是本病普遍的内因。

2. 自觉症状 一般的以颈项部疼痛及上肢麻木为主。

3. 罐诊位置 位于心区的下 1/6 部分,见图 8 - 20。颈椎区可再细分为 7 个小区,依次反应颈椎 1 ～ 7 节。

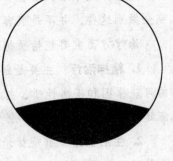

图 8 - 20 颈椎

4. 罐诊征象 颈椎区出现紫红色斑条,可根据罐印的左右偏向,判断左右颈神经病变。

5. 诊断 罐诊征象结合自觉症状,一般即可诊断。分型时必须结合症状,最好配合 X 线摄片、CT、核磁共振等检查。

中医多以血瘀论治。

6. 罐疗

(1) 部位反应区:以心区为中心,采用围罐法。腧穴:阿是穴(在颈椎上或颈椎两旁肌肉、肩胛上区寻找压痛敏感点)若肩关节、上肢麻痛者,加压痛敏感点;头痛、头晕者,加太阳、额中穴。

(2) 手法:采用留罐或刺络拔罐,平补平泻法。太阳穴、额中穴,宜用闪罐。

(3) 时间:留罐 10 ～ 15 分钟;每 3 日 1 次。

＊＊＊＊＊＊＊＊＊＊＊＊＊＊＊＊＊＊＊＊＊＊＊＊＊＊

附：中西医常规治疗

（一）西医

1. 急性期 可用皮质激素类口服或静脉滴注；亦可用泼尼松加入普鲁卡因中作局部封闭。

2. 缓解期 可用骨刺消痛液配合理疗，并加强锻炼。

（二）中医

1. 药物疗法

（1）内服：用活血化瘀药物，如桃红四物汤加减（方药：归尾、生地、赤芍、川芎、桂枝、全蝎）。

（2）外用：可将内服药制成膏药外敷。

2. 非药物疗法 针灸、按摩、气功等，是目前较常用而行之有效的方法。按摩时切忌手法过猛。

* *

四、脊柱侧弯

脊柱侧弯是指脊柱的一个或数个节段在冠状面上偏离身体中线向侧方弯曲，形成一个带有弧度的脊柱畸形，通常还伴有脊柱的旋转和矢状面后突或前突的增加或减少，同时还有肋骨左右高低不平、骨盆的旋转倾斜畸形和椎旁的韧带和肌肉的异常，它是一种症状或 X 线体征，可由多种疾病引起。脊柱侧弯通常发生于颈椎、胸椎或胸部与腰部之间的脊椎，也可以单独发生于腰背部。侧弯的出现在脊柱一侧，呈"C"型；或在双侧出现，呈"S"型。它会减小胸腔、腹腔和骨盆腔的容积量，还会降低身高。

（一）病因

1. 先天性脊柱弯曲 由于先天性脊椎胚胎发育不全，如先天性半脊椎、楔形椎体、蝴蝶椎、椎弓及其附属结构的发育不全，均可引起脊柱弯曲。此种畸形多发生在胸腰段或腰骶段，弯曲出现早，发展快，一般 3~4 岁的患者就可以有较显著的畸形。

2. 后天性脊柱弯曲

（1）姿态性和功能性脊柱弯曲：往往由某种不正确姿势引起，常在学龄期儿童发现。这类脊柱弯曲畸形并不严重、当患者平卧或用双手拉住单杠悬吊时，畸形可自动消失。

（2）神经病理性脊柱弯曲：由于脊髓灰质炎、神经纤维瘤、脊髓空洞症、大脑性瘫痪等使肌肉的张力不平衡所致。患者发病年龄愈小，弯曲畸形也愈严重。

（3）胸部病理性脊柱弯曲：幼年患化脓性或结核性胸膜炎，患肋胸膜过度增厚并发生挛缩；或在儿童期施行胸廓成形术，扰乱了脊椎在发育期间的平衡。均可引起脊柱弯曲。

（4）骨质疏松性脊柱弯曲：骨质疏松椎骨变形，从而椎骨间隙不等宽，会造成脊柱弯曲。

（5）营养不良性脊柱弯曲：由于维生素 D 缺乏而产生佝偻病的小儿亦可出现脊柱弯曲。

此外，在椎间盘突出症时，神经根受到刺激或压迫；肾周围炎中一侧肌肉痉挛，由于各种原因引起两侧下肢不等长，均可引起功能性脊柱弯曲。压扁性骨折、脱位或脊柱结核亦可引起弯曲。

（6）特发性脊柱弯曲：即原因不明的脊柱弯曲，这部分患者约占80%。其发病原因目前为止可认为与下列因素有关：

①遗传因素：有些患者其兄弟姊妹、父母等直系亲属中均有脊柱弯曲现象，即有明显的家族史。此类弯曲发生比较晚，一般 12～13 岁时发现，发展也较缓慢，弯曲部位多局限于腰段，畸形不严重。

②激素影响：有些特发性脊柱弯曲患者的身高比同龄非脊柱弯曲者高，使人们想到生长激素可能与脊柱弯曲有关，有人发现生长激素和促生长因子的释放在特发性脊柱弯曲患者中有明显的增高。

③生长发育不均衡因素：脊柱前后柱生长不对称；肋骨生长不对称和肋骨血供不对称；弯曲主弧的凹侧椎板、关节突和椎体发育异常。

④结缔组织发育异常：在特发性脊柱弯曲的患者中可以发现结缔组织有胶原和蛋白多糖的质与量的异常。这究竟是弯曲的原发因素，还是继发因素尚未定论。

⑤神经－平衡系统功能障碍：人体平衡系统的功能是控制作用于人体上的各种重力和维持在各种不同状态下的平衡，在这个平衡系统反射弧中的某个反射环节上出现功能障碍，脊柱就有可能发生弯曲来调整或建立新的平衡。往往由某种不正确姿势引起，常在学龄期儿童发现。亦可由于各种疾病引起，如脊髓灰质炎、神经纤维瘤、脊髓空洞症、大脑性瘫痪、脊柱结核、佝偻病、小儿麻痹或外伤，压扁性骨折，肺脓肿，大叶性肺炎等使脊柱两侧肌肉的张力不平衡所致。

2. 自觉症状　轻者可无自觉症状，重者可能会出现以下一些症状，如腰背酸痛，消化不良，食欲不振，心搏加速，心慌意乱，气短，胸腹胀满，四肢肌肉无力，四肢反应敏感度不同，躯干矮小，体力较弱等。

3. 罐诊征象　脊柱罐的位置偏离后正中线。其偏移方向，为脊柱侧弯方向。

4. 诊断　罐征即可诊断，必要时结合脊柱 X 线检查确诊。一般不进行中医辨证论治。

5. 罐诊

（1）部位：脊柱侧弯段的膀胱经背俞穴。

（2）手法：采用单纯留罐，平补平泻法。

（3）时间：留罐 10 ~ 15 分钟。

＊＊＊＊＊＊＊＊＊＊＊＊＊＊＊＊＊＊＊＊＊＊＊＊＊＊

附：中西医常规治疗

（一）西医

1. 保守疗法

（1）机械牵引：利用对脊柱的相对纵向拉力，扩大椎间隙，增加血液循环，缓解对周围神经、软组织的挤压，从而平衡脊柱，使椎骨向着正中线的方向排列，以达到矫正畸形的目的。

（2）胸腰围固定支具：根据患者本人不同的症状、体征而设计的胸腰围支具，起到了固定以上治疗效果的作用，并通过支具自身的弹性压力产生一个向正中线推挤的压力，从而达到矫正畸形的作用。

（3）电疗：利用电磁疗法，改善气血循环，可剥离组织黏连和防止发生再黏连。

2. 手术疗法　手术分两个方面：矫形和植骨。近年来矫形方法发展很快，但基本上分两大类：一为前路矫形，另一种为后路矫形，有时需要两种或两种以上手术联合使用。要维持矫形，必须依靠牢固的植骨融合。

（二）中医

以推拿治疗为主。

在脊柱侧弯段进行按摩、推拿、揉拨、点按、扳、拉等手法，重点操作脊背部的背俞穴及阿是穴。通过一般手法增加软组织血液循环、剥离黏连、增强韧带及关节囊、肌肉的弹性，调整脊神经的功能，从而使脊柱周围的弹性、拉力增大以达到平衡脊柱的作用。再利用特殊手法（如牵引、扳摇等手法）来纠正错位的椎间关节而达到改善椎骨的结构和位置，从而达到矫正整个脊柱畸形的目的。

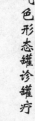

＊＊＊＊＊＊＊＊＊＊＊＊＊＊＊＊＊＊＊＊＊＊＊＊

五、风湿病

风湿病是一种与溶血性链球菌感染有关的全身性变态反应性疾病。主要病变为反复发作的全身各部胶原组织非化脓性炎症，好发于关节、心脏、浆膜、血管、脑等组织，其中以关节、心脏受累较多见。临床主要表现为不规则的发热，伴有不同程度的关节炎，心肌炎、皮肤损害、舞蹈病，以及白细胞增多、血沉加快等全身反应。本病多发于冬春季节，因这些季节链球菌感染率较高。寒冷潮湿地区亦较多见。若防治不当有反复发作的倾向，并可因而发生慢性风湿性心脏瓣膜疾病。本病属于中医学"痹证"、"胸痹"的范畴。中医认为的风湿是：凡有关节、腰等处疼痛并受寒而加重者，均可以称为风湿。

本节讨论的风湿包括西医风湿病及中医的风湿，故没有将风湿放在免疫系统中讨论，而专列于此。

1. 自觉症状　风湿病是一种常见的、反复发作的急性或慢性全身性胶原组织炎症，以心脏和关节受累最为显著，常见心悸、胸痛，关节肿痛。

2. 罐诊位置　心区和肾区。

3. 罐诊征象　心脏受累时，心区毛孔张开很大，并伴有雾气。

下肢关节受累时，肾区毛孔扩张，长时间不消失。（常常为交错现象，即左肾区罐印的改变，提示右下肢关节的病变）。

4. 诊断

（1）西医：罐诊征象结合病史、症状即可诊断。必要时配合血沉等检查。

（2）中医：心脏受累为主时，病名属于中医学"心悸"、"胸痹"范畴，参照"冠状动脉粥样硬化性心脏病"、"心肌炎"篇。

关节受累为主时，属"痹证"范畴。常见证型如下：

①湿热蕴蒸：关节红、肿、头重如裹，口渴不欲饮，舌苔黄腻，脉濡数。

②寒湿偏盛：关节疼痛，遇寒则加剧，舌质淡，苔白薄或腻，脉濡迟。

③肾阳虚衰：腰酸疼，阳痿遗精，舌淡苔白腻，脉沉细。

5. 罐疗

心脏受累为主。

（1）部位：反应区：以心区为中心，采用围罐法。腧穴：膻中穴、阳陵泉穴。

（2）手法：采用留罐，实证用补法，虚证用泻法。

（3）时间：留罐 10～15 分钟。

关节受累为主

（1）部位：反应区：以肾区为中心，采用围罐法。腧穴：在关节疼痛部位取 1～2 个阿是穴。

（2）手法：采用单纯留罐，实证用补法，虚证用泻法。

（3）时间：留罐 10～20 分钟。

* *

附：中西医常规治疗

（一）西医

1. 消除链球菌感染　常用青霉素肌内注射；如对青霉素过敏者可改用先锋霉素或口服磺胺类药物。

2. 水杨酸制剂　常用的有阿司匹林、水杨酸钠。症状控制后可减量至原来的 1/3，连续服用。对水杨酸剂不能耐受的患者，可选用氨基比林，或保泰松。

3. 肾上腺皮质激素　常用泼尼松。

（二）中医

1. 湿热蕴蒸　用宣痹汤加减（方药：防己、连翘、苡仁、桑枝、黄柏、知母、生甘草）。

2. 寒湿偏盛　用蠲痹汤加减（方药：羌活、独活、桂枝、秦艽、当归、川芎、海风藤、桑枝、鸡血藤）。

3. 肾阴虚　用附桂八味丸加减（方药：附子、肉桂、熟地、泽泻、山药、茯苓）。

* *

六、糖尿病

糖尿病是一种由于体内胰岛素的绝对或相对的分泌不足而引起的以糖代谢紊乱为主的全身性疾病。主要的临床表现有多饮、多食、多尿、消瘦、尿糖及血糖增高。并可伴有蛋白质、脂肪的代谢相继紊乱，尤以脂肪紊乱而引起酮症酸中毒、失水、昏迷以致死亡。此病多见于中年以后，青少年及儿童亦有。发病率男性略高于女性。

1. 罐诊位置 膀胱区。

2. 罐诊征象 膀胱区少泽，外周发白，中间为紫红色锯齿状。膀胱区有脱皮现象，提示糖尿病病程已久。

3. 诊断

（1）西医：罐诊征象结合自觉症状，可提示诊断。确诊要结合血、尿等检查。

（2）中医：属中医学"消渴"范畴。辨证分型分为以下几型：

①肺燥烦渴：多饮，口干舌燥，舌边尖红，脉细滑。

②胃热：多食易饥，舌红，脉数。

③肾阴亏损：多尿，尿频，小便清长，口干舌红，脉沉细而数。

4. 罐疗

（1）部位：反应区：以膀胱区为中心，采用围罐法。腧穴：膈俞、脾俞、足三里。肺燥配肺区、肺俞；胃热配胃俞、曲池；肾阴亏损配肾俞、三阴交。

（2）手法：采用单纯拔罐，平补平泻法。

（3）时间：留罐 10~15 分钟。

* *

附：中西医常规治疗

（一）西医

1. 口服降血糖药物 目前有两类：一类是磺脲类药物，如甲苯磺丁脲、优降糖和氯苯磺酰丙脲；另一类是双胍类药物，如苯乙双胍和二甲双胍。

2. 胰岛素 胰岛素的应用是补充体内胰岛素的不足，为治疗本病最有效的方法。

胰岛素的品种较多，可根据情况选用。要在医生专门指导下应用。

（二）中医

1. 肺燥 用白虎加人参汤加减（方药：石膏、知母、党参、甘草、麦冬）。

2. 胃热 用益胃汤加减（方药：石膏、生地、沙参、玉竹、花粉、甘草）。

3. 肾阴亏损 用六味地黄汤加减（方药：生地、熟地、山药、茯苓、山萸肉、丹皮、泽泻、五味子）。

* *

第九章　拔罐与保健

《素问·四气调神大论篇》曰："是故圣人不治已病治未病，不治已乱治未乱，此之谓也。夫病已成而后药之，乱已成而后治之，譬犹渴而穿井，斗而铸锥，不亦晚乎。"用形象生动的比喻告诫人们治未病的重要性。因此，要想真正的防病，应该时刻注意觉察并主动干预、改善自身已然失调，但尚未成病（身体无明显不适感觉）的生理与心理状态。

俗语言："人无完人"。由于气色形态罐诊法独到的超前诊断性，从罐诊角度而言，几乎没有人可以达到真正意义上的健康。极其微细的病理状态，即所谓的"未病"，亦可被气色形态罐诊法"大而显之"于罐印。根据气色形态罐诊法的诊断结果，进行针对性的拔罐调理，效果往往事半功倍！这样，通过气色形态罐诊罐疗，治未病就不再仅仅是一句"只能倡议却难以实现"的口号，而是人人皆可操作的！

具体方法为：在出现病理气色形态的位上进行围罐法，留罐 10～15 分钟，每日 1 次或隔日 1 次。当调理至病理的气色形态罐印消失时，即为健康状况趋向良好的体现。

另外，某些特定腧穴的防病作用亦不可忽视，以下列举常见的保健调理腧穴。

一、预防感冒

大椎穴、风池穴、天突穴。

二、缓解肌肉疲劳

1. **颈肩部**　大椎穴、肩井穴、身柱穴、颈百劳穴。
2. **胸背部**　胸背部相应段的膀胱经俞穴。
3. **腰腿部**　腰部相应段的膀胱经俞穴、委中穴、承山穴。

三、缓解眼睛疲劳

肝俞、肾俞（此两穴可用走罐法）、光明穴、三阴交穴、臂臑穴。

四、调和妇女月经

关元穴、子宫双穴、血海穴、足三里穴、三阴交穴。

五、常见偏颇体质的调理

（一）气虚质

1. 总体特征　元气不足，以疲乏、气短、自汗等气虚表现为主要特征。

2. 形体特征　肌肉松软不实。

3. 常见表现　平素语音低弱，气短懒言，容易疲乏，精神不振，易出汗，舌淡红，舌边有齿痕，脉弱。

4. 心理特征　性格内向，不喜冒险。

5. 发病倾向　易患感冒、内脏下垂等病；病后康复缓慢。

6. 对外界环境适应能力　不耐受风、寒、暑、湿邪。

7. 拔罐部位　神阙穴、中脘穴、关元穴、气海穴、天枢穴。

（二）阳虚质

1. 总体特征　阳气不足，以畏寒怕冷、手足不温等虚寒表现为主要特征。

2. 形体特征　肌肉松软不实。

3. 常见表现　平素畏冷，手足不温，喜热饮食，精神不振，舌淡胖嫩，脉沉迟。

4. 心理特征　性格多沉静、内向。

5. 发病倾向　易患痰饮、肿胀、泄泻等病；感邪易从寒化。

6. 对外界环境适应能力　耐夏不耐冬，易感风、寒、湿邪。

7. 拔罐部位　神阙穴、关元穴、命门穴、肾俞穴。

（三）阴虚质

1. 总体特征　阴液亏少，以口燥咽干、手足心热等虚热表现为主要特征。

2. 形体特征　体形偏瘦。

3. 常见表现　手足心热，口燥咽干，鼻微干，喜冷饮，大便干燥，舌红少津，脉细数。

4. 心理特征　性情急躁，外向好动，活泼。

5. 发病倾向　易患虚劳、失精、不寐等病；感邪易从热化。

6. 对外界环境适应能力　耐冬不耐夏，不耐受暑、热、燥邪。

7. 拔罐部位　肝俞穴、肾俞穴、三阴交穴、涌泉穴。

（四）痰湿质

1. 总体特征　痰湿凝聚，以形体肥胖、腹部肥满、口黏苔腻等痰湿表现为主要特征。

2. 形体特征 体形肥胖，腹部肥满松软。

3. 常见表现 面部皮肤油脂较多，多汗且黏，胸闷，痰多，口黏腻或甜，喜食肥甘甜黏，苔腻，脉滑。

4. 心理特征 性格偏温和、稳重，多善于忍耐。

5. 发病倾向 易患消渴、中风、胸痹等病。

6. 对外界环境适应能力 对梅雨季节及湿重环境适应能力差。

7. 拔罐部位 脾俞穴、中脘穴、阴陵泉穴、丰隆穴。

（五）湿热质

1. 总体特征 湿热内蕴，以面垢油光、口苦、苔黄腻等湿热表现为主要特征。

2. 形体特征 形体中等或偏瘦。

3. 常见表现 面垢油光，易生痤疮，口苦口干，身重困倦，大便黏滞不畅或燥结，小便短黄，男性易阴囊潮湿，女性易带下增多，舌质偏红，苔黄腻，脉滑数。

4. 心理特征 容易心烦急躁。

5. 发病倾向 易患疮疖、黄疸、热淋等病。

6. 对外界环境适应能力 对夏末秋初湿热气候，湿重或气温偏高环境较难适应。

7. 拔罐部位 脾俞穴、中脘穴、曲池穴、阴陵泉穴、丰隆穴。

（六）气郁质

1. 总体特征 气机郁滞，以神情抑郁、忧虑脆弱等气郁表现为主要特征。

2. 形体特征 形体瘦者为多。

3. 常见表现 神情抑郁，情感脆弱，烦闷不乐，舌淡红，苔薄白，脉弦。

4. 心理特征 性格内向不稳定、敏感多虑。

5. 发病倾向 易患脏躁、梅核气、百合病及郁证等。

6. 对外界环境适应能力 对精神刺激适应能力较差；不适应阴雨天气。

7. 拔罐部位 心俞穴、肝俞穴、肾俞穴、关元穴、神阙穴、足三里穴。

（七）血瘀质

1. 总体特征 血行不畅，以肤色晦黯、舌质紫黯等血瘀表现为主要特征。

2. 形体特征 胖瘦均见。

3. 常见表现 肤色晦黯，色素沉着，容易出现瘀斑，口唇黯淡，舌黯或有瘀点，舌下络脉紫黯或增粗，脉涩。

4. 心理特征　心烦，健忘。

5. 发病倾向　易患癥瘕及痛证、血证等。

6. 对外界环境适应能力　不耐受寒邪。

7. 拔罐部位　心俞穴、膈俞穴、肝俞穴、肾俞穴、血海穴。

第十章　拔罐与美容

姣好的面容，亮丽的肤色以及匀称的身材是现在社会公认的美容标准。《灵枢》云"十二经脉，三百六十五络，其血气皆上于面而走空窍"，心主血脉，其华在面，手足三阳经皆上行于头面，特别是多气多血的足阳明胃经分布于面，面部皮肤薄嫩而外露，其色泽变化易于观察，所以面部气色可以判断脏腑精气的盛衰与经脉气血的盈亏。正如《内经》曰："精明五色者，气之华也"。显然，若人体气血不调，仅靠各种外在的美容方法想达到真正的美容，无疑是空中楼阁！因此，美容的第一步应是调和全身气血运行，补其虚，泻其实。具体方法同前章的拔罐与保健一样，即"先拔罐诊断，后进行病理反应区围罐调理"。

当然，全身气血调理的同时，配合局部的针对性调理，效果将明显提高！以下介绍面部养颜及减肥的局部拔罐具体步骤。

一、养颜（祛斑除皱）

1. 准备工作　清洁皮肤后涂抹面部按摩乳。

2. 闪罐　中间→两边，上→下。顺序为：前额、面颊、口周、下颌。

3. 走罐　前额正中→前额外侧（不可下滑），鼻旁→耳前，下颌→耳垂（向上提拉），重点操作面部长斑处（雀斑、老年斑）。

4. 面部按摩　用点、揉、摩、分推法。

二、减肥

1. 准备工作　腹部涂抹按摩乳。

2. 走罐　沿脐顺时针走罐 36 圈，范围由脐周→全腹，逐渐扩大。

3. 留罐

（1）腹部：取中脘穴、神阙穴、关元穴、天枢穴、大横穴、水道穴。

（2）大腿：沿脾经等距离吸拔 3 个罐。

（3）小腿：取足三里穴、丰隆穴。

（4）手臂：曲池穴。

参考文献

1　常宇，战雅莲，李瓦里．拔罐治百病．北京：科学技术文献出版社，2009.

2　林红，杨殿兴．中国民间拔罐疗法．四川：四川出版集团·四川科学技术出版社，2008.

3　刘强．常见病拔罐疗法（修订版）．北京：金盾出版社，2008.

4　程爵棠．拔罐疗法治百病（第3版）．北京：人民军医出版社，2009.

5　马王堆汉墓帛书整理小组．五十二病方．北京：文物出版社，1979.

6　晋·葛洪．肘后备急方（明万历年间刘自化刻本影印本）．北京：人民卫生出版社，1956.

7　唐·王焘．外台秘要（影印本）．北京：人民卫生出版社，1982.

8　元·沙图穆苏．瑞竹堂经验方．北京：人民卫生出版社，1982.

9　沈括．苏沈良方．上海：上海科学技术出版社，2001.

10　赵学敏．本草纲目拾遗．北京：中国中医药出版社，2007.

11　清·吴谦．医宗金鉴（清乾隆七年武英殿刻本）．北京：中国中医药出版社，1994.

12　傅景华，陈心智点校．黄帝内经素问（明顾从德刻本）．北京：中医古籍出版社，1997.

13　李生绍，陈心智点校．黄帝内经灵枢（赵府居敬堂本）．北京中医古籍出版社，1997.

14　战国·秦越人．难经．北京：人民卫生出版社，1963.

15　战国·庄周．庄子．山西：山西古籍出版社，2003.

16　唐·孙思邈．千金方．刘清国校注．北京：中国中医药出版社，1998.

17　明·李梴．医学入门．江西：江西科学技术出版社，1988.

18　清·喻昌．医门法律（清乾隆三十年乙酉（1965）黎川陈氏集思堂刻本）．北京：人民卫生出版社，2006.

19　元·朱震亨．丹溪心法（明成化十七年刊本）．北京：人民卫生出版社，2005.

附录 气色形态罐诊临床病例图

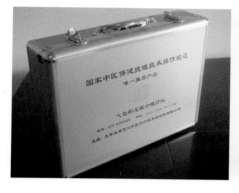

罐诊罐疗仪外包装

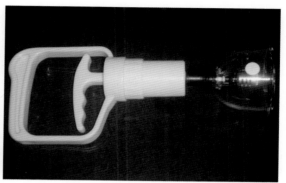

抽气枪与吸杯

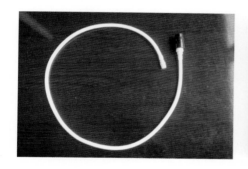

自助连接软管（注：可以进行自助吸拔）

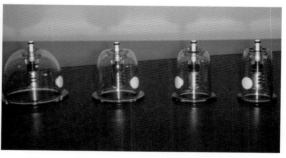

吸杯（从左依次为 1 号、2 号、3 号、4 号）

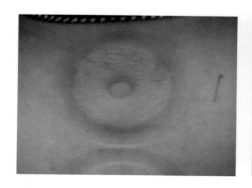

肺区：毛孔开大，为感冒先兆

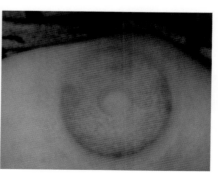

肺区：慢性咽喉炎

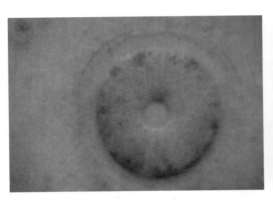

心区：颈椎病

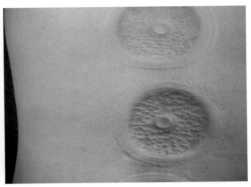

感受风邪：毛孔粗大

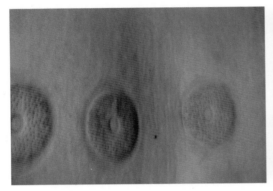

毛孔开：受风邪侵袭（暗红，偏风寒）

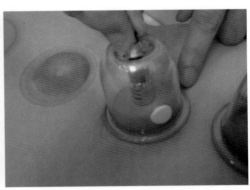

体内有湿：罐中有雾气

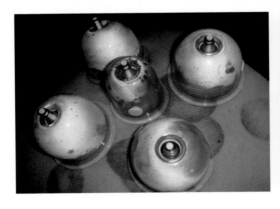

湿气较重者

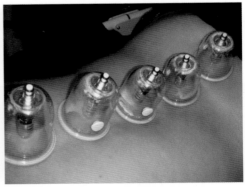

相应区域均有雾气

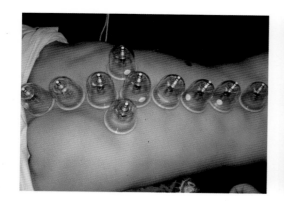
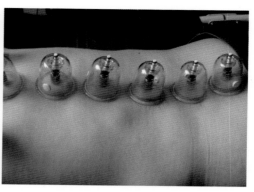

同样的罐具，同样的吸拔力度，不同区域
有不同表现

同样的罐具，同样的吸拔力度，不同区域
有不同表现

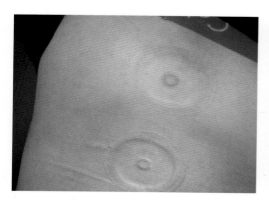
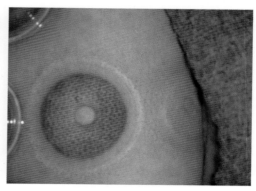

虚寒体质者的罐像

左肾：水泡（急性腰扭伤）

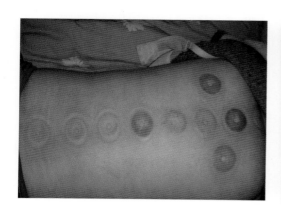
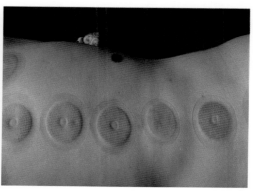

心区、肝、脾、大肠区变化

左2及右2罐的结石及肿瘤征象

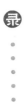
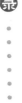

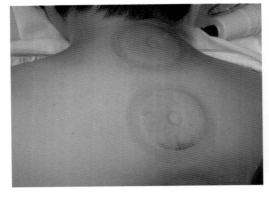

颈椎区的反应

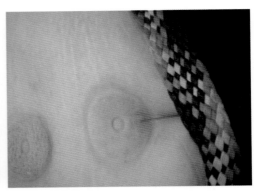

膀胱区痔疮的气色变化

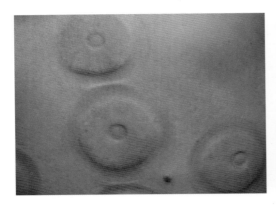

胆区及颈椎区变化

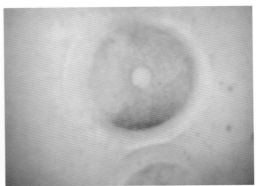

大肠区变化

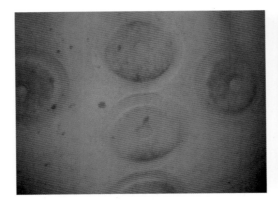

胆、胃区炎症

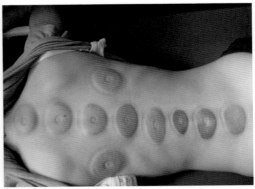

胃、小肠炎症

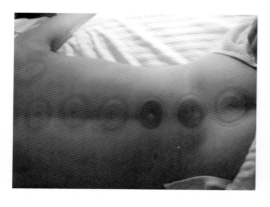
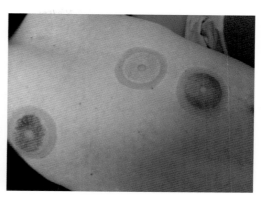

左右肾区变化（腰腿疼痛）　　　　　　　肝区水泡（肝郁型萎缩性胃炎）